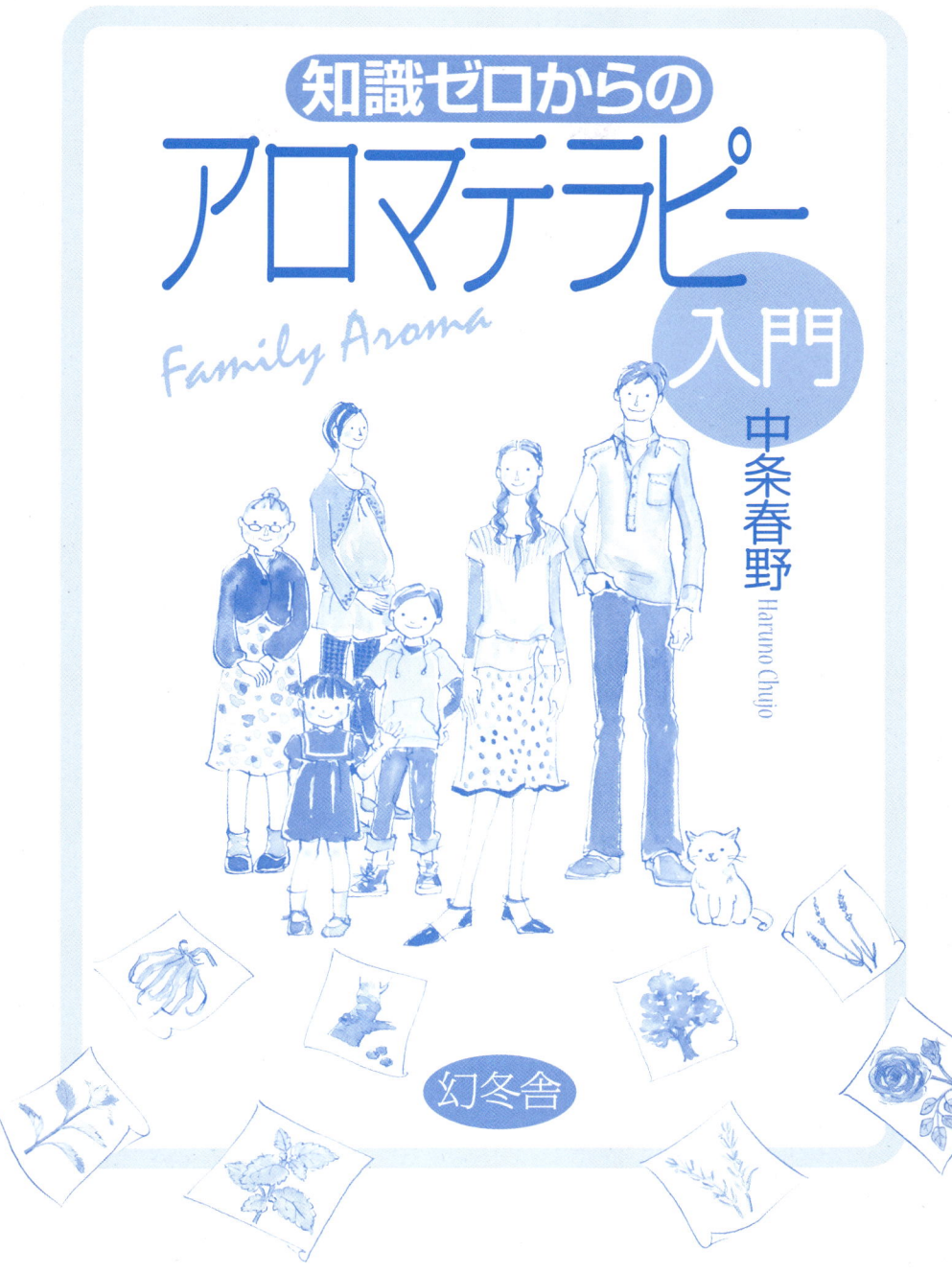

はじめに

アロマライフは自然と生き物にやさしい

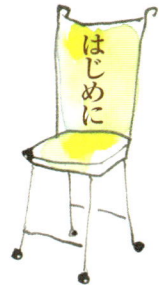

あなたにとって「健康」とは、どのような意味をもちますか？　私はイラストレーターになってから、不健康な暮らしが当たり前のように長く続きました。肩こりは薬で抑え、乾燥肌のため化粧品を繰り返し買い替えていました。今思えば、すべてが一時しのぎでした。

ある日、仕事で「アロマテラピー」と出逢いました。

アロマを知って一番良かったことは、健康なからだ、肌、心は、日常の暮らしの中で、自ら育むものだと気づいたことです。たとえば、植物の恵みに感謝しながら、自然素材で手作りするスキンケアやハウスケア用品。保存料を使わないことは、本当に新鮮な材料だけを使うという証です。肌に負担をかけないで肌本来の力を引き出すシンプルケアは、年齢を重ねても乾燥肌が改善しました。お掃除は、家族にとって安全で、環境への負担を軽減する手作りの洗剤へと変化しました。

アロマテラピーは、私を目に見えない自然や生き物を思いやる暮らしへと導いてくれたのです。私たちの健康は「地球の健康」と一本道だということに気がつきました。当時の私にとって、それは新たな感動でした。今でも、そのワクワク感は、手作りするたび使うたび続いています。

この本で紹介するレシピは、そんな〝ワクワク〟をお伝えしたい一心で作りました。本書を手にしてくださったあなたが、ご自身と大切な人のために、さらにオリジナリティー溢れるレシピを、発見してくださいますように。

中条春野

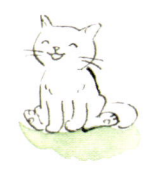

Contents

Chapter 1 アロマテラピーってどんなもの？ 9

はじめに 1
登場人物と家族構成 7
猫からのお願い 8

マンガ 心身のバランスを良くする自然療法 10
香りが心身に作用する理由──香りのメカニズム── 12
まずは精油の基本を知ろう 14
精油の選び方と買い方 16
Column アロマテラピーの歴史 18

Chapter 2 精油のプロフィール 19

マンガ 自分に合った精油を選ぶ方法 20
フローラル系 22
ハーブ系 26

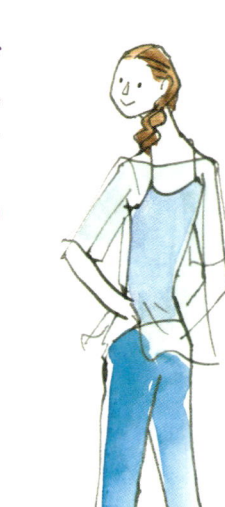

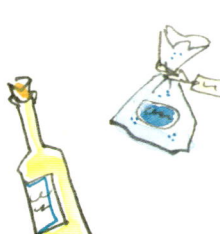

Chapter 3 アロマテラピーを楽しみましょう 43

- 柑橘系 30
- 樹木系 34
- エキゾチック系 38
- 樹脂系 40
- スパイス系 41
- Column 香り袋を手作りしましょう 42
- マンガ 精油の使い方はいろいろ 44
- 芳香浴 46
- アロマバス 52
- 湿布 55
- アロママッサージ 56
- Column ハーブティーを楽しみましょう 66

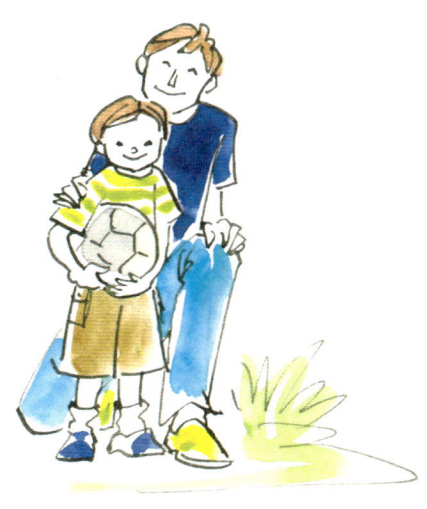

Chapter 4 アロマで心身を癒す極上レシピ 67

レシピの読み方 68

マンガ 家族のからだの悩みをケアしよう 70

からだ編 72

肩こり／筋肉痛（脚・腰・腕）／目の疲れ／発熱／咳／喉の痛み／インフルエンザ／花粉症／頭痛／胃痛／便秘と下痢／二日酔い／夏バテ

マンガ みんなを明るく元気に！ 86

こころ編 88

集中力をつけたい／気力をつけたい（前向きになりたい）／緊張をほぐしたい（リラックスしたい）／心を安定させたい／ストレスを解消させたい（疲労感・だるさをとりたい）／不眠を解消したい／イライラ感をとりたい／憂うつな気分を解消したい

Column ハーブ料理を楽しみましょう 96

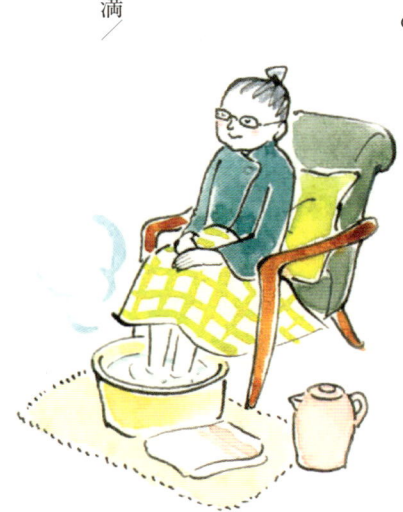

Chapter 5 オリジナルを手作りする ナチュラルな暮らし 97

必要な材料 98

必要な道具 100

マンガ 人にも環境にもやさしく 102

ボディケア 104

ローション／美容オイル／フェイスクリーム／ハンドクリーム／リップクリーム／ソープ／歯みがき剤／クレンジングオイル／フェイス・スクラブ／ボディ・スクラブ／フェイス・パック／シャンプー＆リンス／バスソルト／バスフィズ／バスオイル／ボディパウダー

マンガ 手作り洗剤でお掃除 114

ハウスケア 116

防臭スプレー／防カビスプレー／虫よけエアスプレー／虫よけマイルドスプレー／クレンザー

Column キャンドルを手作りしましょう 120

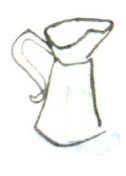
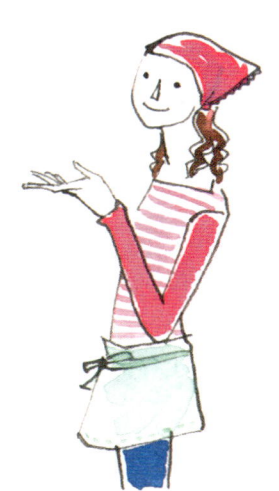

Chapter 6 女性にうれしいアロマレシピ 121

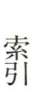

美容編 122
マンガ 好きな香りできれいに！

肌のくすみ／ニキビ／シミと日焼け／シワと乾燥／ヘアケア／ボディケア／フットケア／ネイルケア

女性のからだ編 132
マンガ 妊娠中の心身をやさしくケア 134

生理痛・月経前症候群（PMS）／更年期障害／冷え性／むくみ／妊娠中／出産前後／授乳中／育児中・ベビーマッサージ

索引 142

【精油を使用する前に】
精油は取り扱いに注意して正しくお使い下さい。精油は薬ではなく、医療・健康の維持、管理にお役立て下さるようお願い致します。アロマテラピーは本書のレシピは健康の維持、管理にお役立て下さるようお願い致します。また、手作りはご本人の責任においておこなってください。本書の著者、出版社は精油などの使用によって発生した一切のトラブルにおいて、責任を負うことはできませんのでご了承下さい。

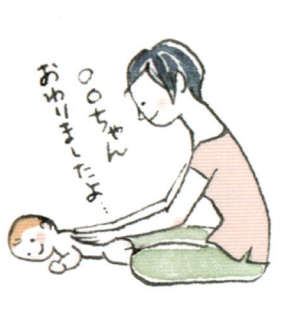

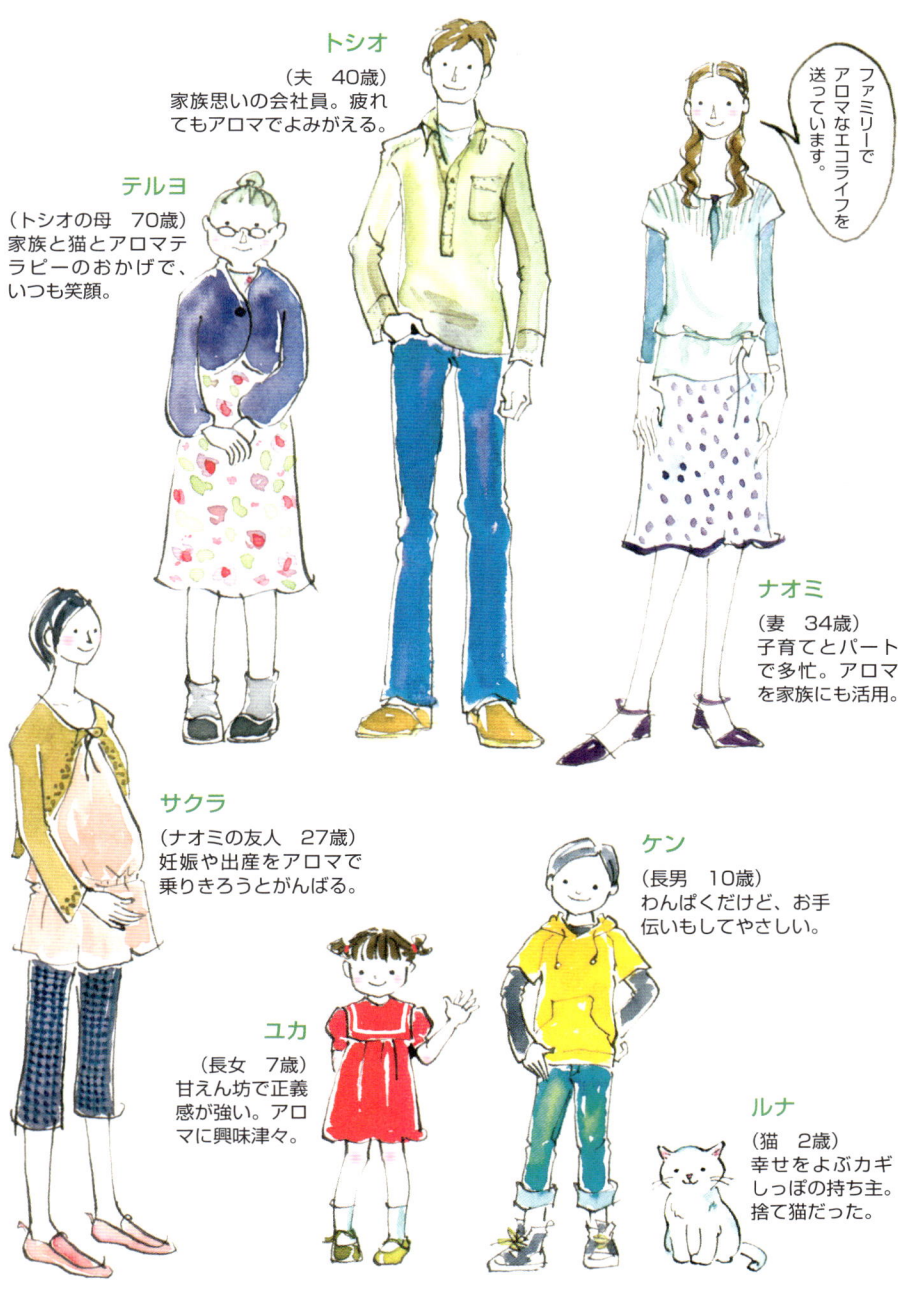

猫からのお願い

　あなたの家族に猫や小動物はいませんか？　アロマテラピーは人間にとって良いことでも、私たち猫にとっては、中毒を起こす危険性があるのです。猫の肝臓は、一種の解毒酵素が欠けているので、ほかの動物ならなんなく代謝・解毒できる物質に対して、中毒を起こしてしまう危険があります。猫は大昔から肉食なので、植物の成分を代謝・解毒する必要がなかったのかもしれません。ですからアロマテラピーをおこなうときは、私たち猫を必ず別の部屋に移してください。

　からだをなめて毛づくろいもしますし、猫の皮膚はとても薄いので、精油成分の影響を受けやすいのです。たとえ薄めて使っても、副産物の芳香蒸留水でも、猫のからだには良いとは言えません。特に、柑橘系やティートリーは逃げ出すほど。精油入りシャンプーは、中毒を越えて、恐ろしいことになりかねません。フェレット、小鳥なども猫と同じだそうです。アロマテラピーが一般家庭の中に浸透してきたからこそ、言葉が話せない私たち猫を、どうか気づかってくださいね。そしてあらゆる動物に対しても同じように、ご自分で責任をもってください。美しさと健康は、そうした思いやりから生まれるのではないでしょうか。

ルナ

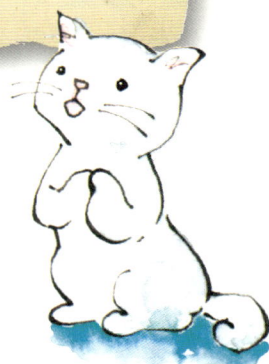

Chapter 1

アロマテラピーってどんなもの？

アロマテラピーは、ただ単に香りを楽しむだけでなく、
心を落ち着かせる、からだの調子を整えるなど用途はさまざま。
まずは基本を知って、アロマテラピーを活用しましょう。

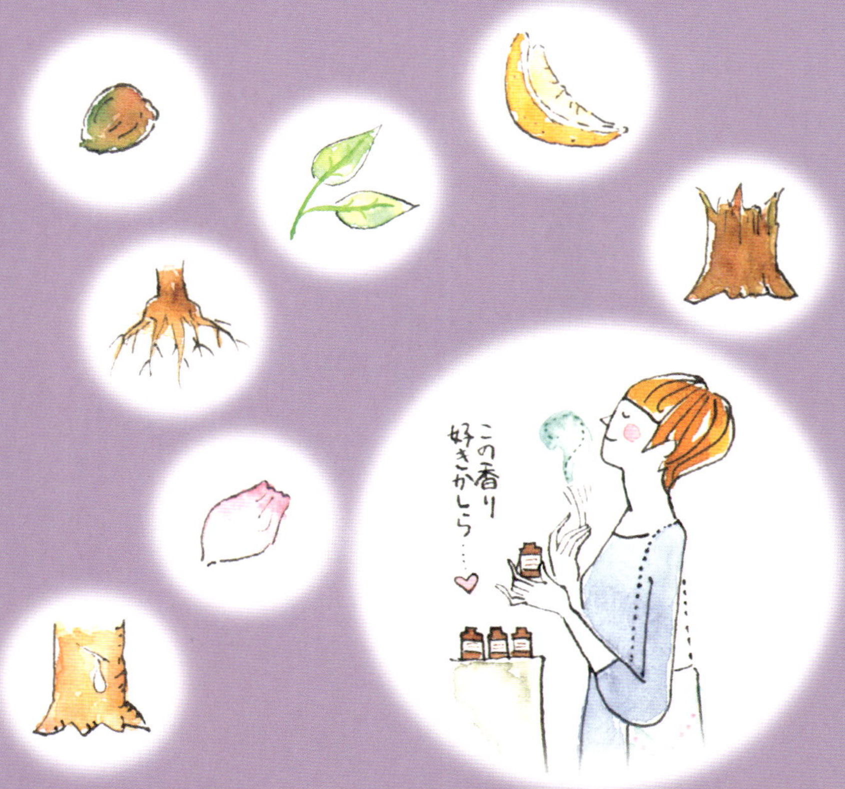

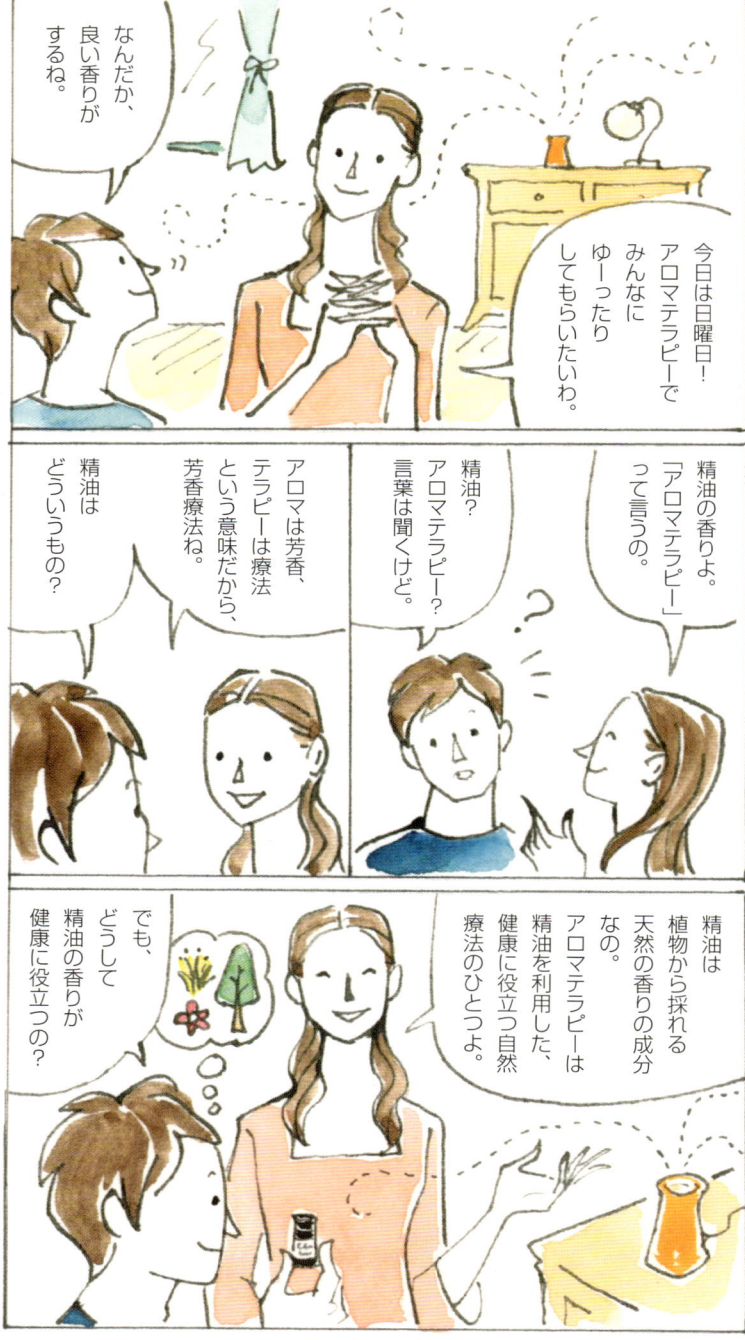

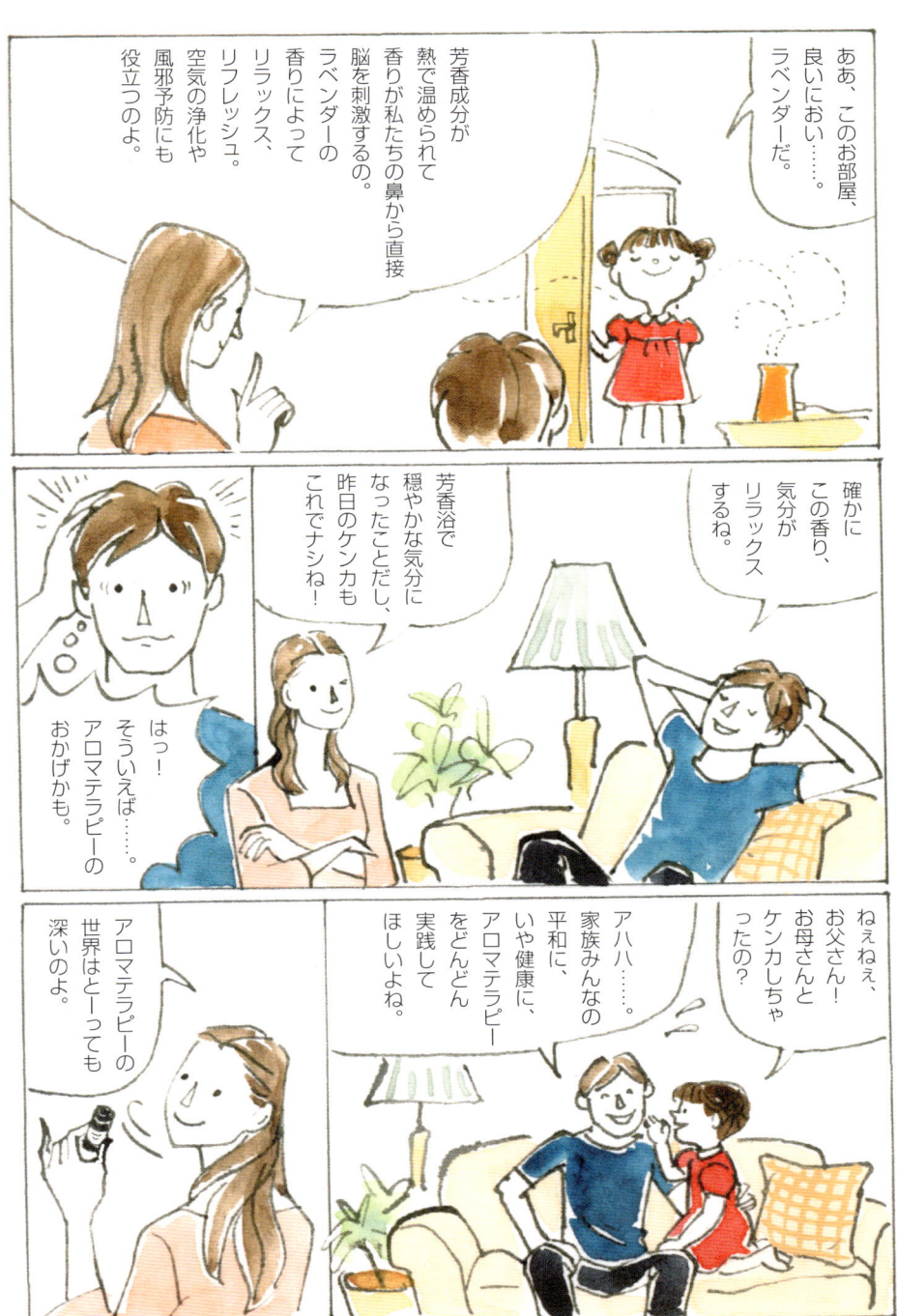

香りが心身に作用する理由 ——香りのメカニズム——

精油の香りは、どのようにして心とからだに影響を与えるのでしょうか？

その経路はおもに3種類あると言われています。まず、嗅覚経路では「鼻から脳へ」。次に、吸入経路では「鼻から肺へ」。そして、経皮吸収経路では「皮膚から血管へ」と、それぞれに芳香成分がからだをめぐって作用し、最終的には尿、汗、呼吸を通じて排泄されるという仕組みです。

では、そのメカニズムをそれぞれ見ていきましょう！

1 鼻から脳そして心身へ作用

鼻→脳→心身へ

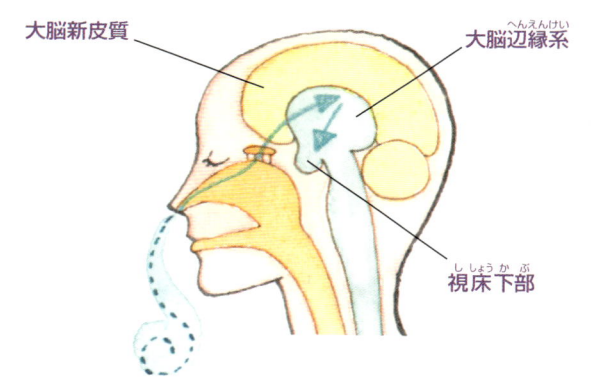

鼻から吸い込まれた香りの分子は「鼻腔（びくう）」を通り、「嗅上皮（きゅうじょうひ）」の粘膜に溶けて「嗅毛（きゅうもう）」に取り込まれます。それが電気信号となって、大脳辺縁系（感覚・感情を司る）に伝わるため、瞬時にして「におい」だと感じるわけです。記憶を司る「海馬（かいば）」を経由し、視床下部へ。視床下部は自律神経、ホルモン、免疫の働きを調整するところです。このように伝達されることにより心身に影響を与えます。

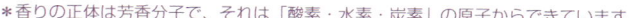

＊香りの正体は芳香分子で、それは「酸素・水素・炭素」の原子からできています。
＊植物の芳香成分は薬理作用が期待されるほか、自然治癒力を促進する代替療法のひとつです。
＊嗅覚は神秘的で「原始的で無意識な感覚」とも言われます。視覚・聴覚・嗅覚・触覚・味覚の五感のうち嗅覚だけは「考える脳」と言われる大脳新皮質を経由せずに、「感じる脳」の大脳辺縁系に情報が直行します。

2 鼻から肺そして全身へ作用

鼻→気管支→肺→血液→体内の各器官へ

呼吸をしたとき、鼻から入り、同時に気管支からも肺に入ります。肺に入った芳香成分は、「肺胞(はいほう)」という器官の粘膜から血液中に入ることにより、全身をめぐりからだの各部に影響を与えます。また、鼻粘膜からも血液循環します。気管支を通るため、芳香成分が風邪を予防、咳(せき)や痰(たん)を鎮めたりすることができるわけです。

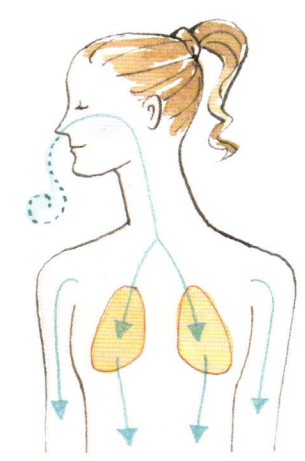

3 皮膚から血管そして全身へ作用

表皮→真皮→毛細血管→血液・リンパ→体内の各器官へ

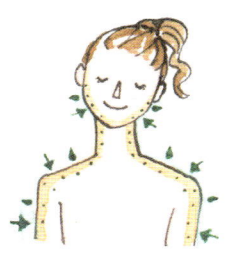

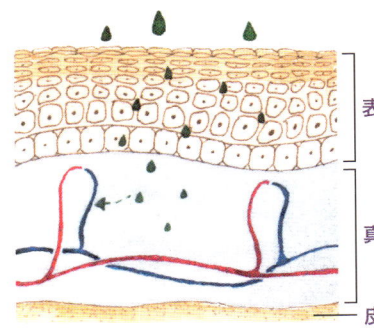

精油は、アロマバスやアロママッサージによって皮膚から浸透します。皮膚は「表皮・真皮・皮下組織」の3層構造でできていますが、芳香成分は大変小さな分子のため一般の化粧品が届かない真皮にまで届き、そこの毛細血管から血液に入って全身へと影響を与えます。リンパ管にも入り、老廃物の除去を促します。

まずは精油の基本を知ろう

精油とは？

精油は、エッセンシャルオイルとも言います。植物の花、葉、果皮、樹皮、根、種子、樹脂などから抽出した100％天然の素材で、有効成分を高濃度に含有した有機化合物です。天然の化学物質が数十から数百種集まってできたもので、精油は植物の芳香性の芳香物質にまんべんなく含まれているわけではありません。はじめは植物の「油胞※」という小さな袋に蓄えられており、その場所も異なります。一般に芳香植物とよばれる植物3500種類のうち、精油が採れるのは約200種類です。各植物によって香りや働きも異なります。

精油の3つの特徴

芳香性
ボトルを開けるとかなり強い香りを感じますが、基本的に極少量を薄めて使います。

親油性
水には溶けず、アルコールやオイルなどに溶ける特性があります。

揮発性
空気にふれると、どんどん蒸発します。

※どうして植物に「油胞（ゆほう）」があるの？

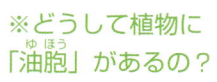

植物自体が油胞から香りを放つことにより、昆虫や鳥を引き寄せて受粉したり、種を運んでもらったりします。逆に昆虫や鳥を避けたり、太陽から身を守ったりもします。油胞は大切な子孫を絶やさないための、貴重なお守りのような存在なのでしょう。

採れる精油の量と価格の関係

たとえば、バラの精油1滴は、50本のバラが必要なためほかの精油に比べてとても高価です。比較的、安定して一定量が採れる精油は安価ですが、どの植物からもかけがえのない、いのちの恵みをいただいていることに変わりはありません。

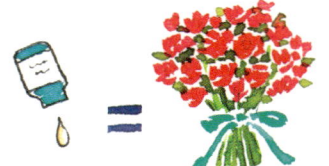

水蒸気で蒸す、もっともポピュラーな方法
水蒸気蒸留法

原料の植物を蒸留釜に入れ、下から蒸気を吹き込むと蒸気の熱により、植物の芳香成分が蒸発します。芳香成分を含んだ水蒸気は冷却槽で冷やされ、再び液体に戻り、2層に分かれます。上に浮いた成分が精油で、下の芳香成分の溶け込んだ水溶性の水が、芳香蒸留水（フローラルウォーター）です。

※ローズウォーター、ラベンダーウォーター、オレンジフラワーウォーターなど。

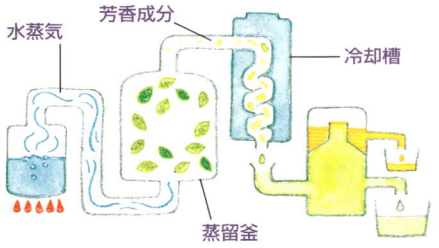

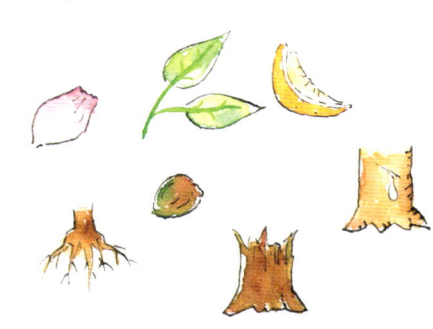

抽出法

精油は、大変デリケートな成分です。植物により花や葉、果皮、木部など採れる部位も異なり、また水に溶けやすい、熱に強いなど性質も異なります。それぞれの特質に合わせた現在の代表的な抽出方法は3種類です。

柑橘系の果皮から精油をしぼり出す方法
圧搾法

柑橘系のオレンジ、レモン、グレープフルーツなどに用いられる方法です。果皮と果実を分けてから、果皮をローラーや遠心分離で圧縮します。最近は果実をしぼった後で、果皮の精油と果汁を分離します。熱を使わないため、自然のままの香りですが、ほかの抽出法より変質しやすいので早めに使いきります。

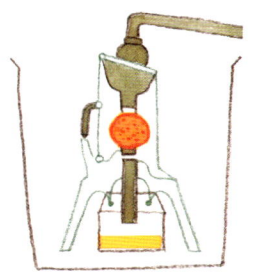

花などの芳香成分を直接溶かし出す方法
有機溶剤抽出法

ヘキサン、ベンゼンなどの溶剤と花を溶剤釜に入れます。溶剤をゆっくり加熱すると固形物が残るので、それをアルコールで溶かし、分離させてから精油を採ります。この精油を「アブソリュート」とよび、「Abs.」と表記されます。ローズやジャスミンなど微妙な花の香りを得るのに優れた方法です。

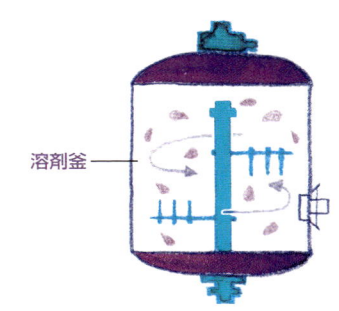

精油の選び方と買い方

日本において精油は〝雑貨〟扱いのため、店頭でわかりづらい部分もあります。正しく精油を選ぶためのチェックポイントをあげました。

合成香料の類似品に注意！

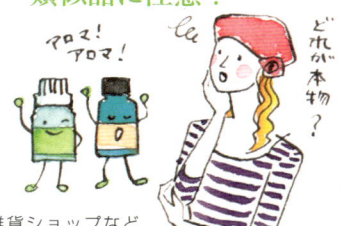

雑貨ショップなどでは「精油」と書かれていても、天然100％であることを必ず確認しましょう。また、アロマオイルと表記していても合成の香りが混ざっている製品が多々あります。

アロマテラピー専門店で買いましょう

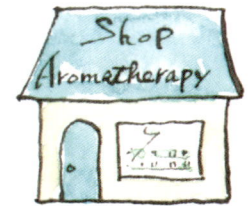

専門知識をもったスタッフがいるので相談にのってくれるはず。デパート内のショップにも専門スタッフがいます。

価格にも見方のコツあり

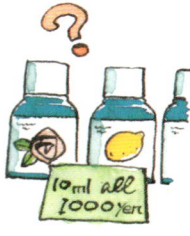

天然の精油は、それぞれ価格が異なります。それは各植物の安定供給率や希少価値の度合い、抽出法の違いによるものです。たとえば、ローズとレモンが同量同価格なら、それらは合成香料と判断して良いでしょう。

精油のラベルをチェック！

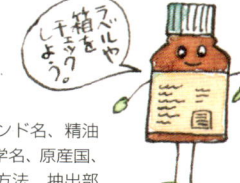

ブランド名、精油名、学名、原産国、抽出方法、抽出部位、内容量、発売元または輸入元、製造年月日または使用期限が明記されていますか？ 遮光瓶で1瓶ごとに成分分析表とロット番号で管理されていますか？

スタートは1～2本からでOK

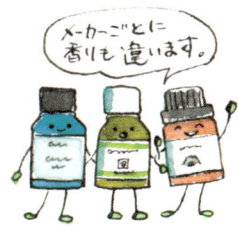

高価な精油を1本買うより、扱いやすくて安定供給されている精油からスタートしましょう。慣れてきたら徐々に買い足していくと、ブレンドする楽しさが広がります。

まずは好きと感じた香りから

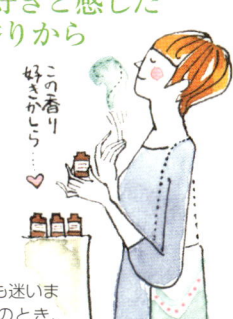

はじめは誰でも迷います。自分がそのとき、心地よいと感じた香りを選ぶことが大切。また精油名は同じでも、その年の収穫条件によって香りが一定しているとは限りません。

扱い方

- 原液でも、薄めたものでも、絶対に飲んではいけません。
- 精油は濃縮された成分のため、キャリアオイル（植物油）などで必ず希釈(薄めて)して使います。基本的な目安は1%まで。またはそれ以下を目安に。顔に使う場合は、0.5%以下。精油1滴は約0.05ml。たとえば5mlのキャリアオイルに対して、精油1滴が1%です（P56参照）。
- 例外的に、原液で人の肌につけても良い精油は、ラベンダーとティートリーのみです。
- 肌刺激を受ける場合があるため、必ずパッチテストをおこなってから使いましょう。パッチテストとは、精油をキャリアオイルで1%に希釈して（P56参照）、腕の内側に塗り、24〜48時間そのままにして様子を見ることです。異常があれば大量の水で洗い流します。

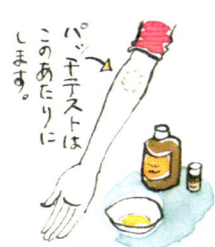
パッチテストはこのあたりにします。

- 3歳未満の乳幼児には、芳香浴以外はおこなわないでください。
- 子どもや高齢者は通常の半分以下の低濃度に。大人でも敏感肌、アレルギー体質の方は控えめに慎重におこなってください。
- 病気の方、服薬中の方、妊娠中の方は医師や専門家に相談してから正しく使いましょう。
- 引火の可能性があるので、火のそばでの使用は避けます。火を使うオイルウォーマーは正しく使い、使用中は目の届く場所に置きましょう。
- 注意の必要な精油、光毒性のある精油などを知って正しく使いましょう（P69参照）。
- 使用期限を守りましょう。柑橘系は6ヶ月、そのほかは1〜2年が目安です。

注意事項

- 万が一、誤飲した場合はすぐに吐き出して多量の水で口をすすぎ、使用した精油をボトルごと持参し、ただちに医師の診察を受けてください。目に入った場合も同様です。
- 誤って原液が直接肌についた場合は、大量の水でただちに洗い流してください。
- 光毒性のある精油は、薄めて使用した場合でも紫外線に反応し、皮膚に炎症を起こす危険性があります。使用後12時間は、日光に当たることを避けましょう（P69「光毒性がある精油」参照）。

保存法

- 精油は光、熱、湿度、空気に弱いため、高温多湿や光を避け、キャップをしっかり閉めて冷暗所に保管しましょう。
- 子どもや動物の手の届かない場所に保管しましょう。
- 精油を使って手作りしたときの保存容器は、できるだけガラス製遮光容器を使用しましょう。
- 湿度の高いバスルームには、絶対に置かないでください。

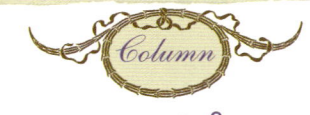

アロマテラピーの歴史

「アロマテラピー」という言葉は、1931年頃フランス人の科学者ルネ＝モーリス・ガットフォセにより造語されたのがはじまりです。しかし芳香植物や精油、ハーブなどが利用されていたのは気が遠くなるほど昔、有史以前のネアンデルタール人までさかのぼると考えられています。

古代エジプトでは、ミイラ作りにミルラやシダーウッドなどの香料を殺菌剤や防腐剤として利用し、神殿では薫香（くんこう）として宗教儀式でも重要な役割を担っていました。クレオパトラがこよなくバラの香りを愛（め）でたのはあまりにも有名です。古代ギリシャ時代の「医学の父」であるヒポクラテスの『ヒポクラテス全集』では、ミントやマジョラムなど薬効をもつ約400種の植物が紹介されています。『新約聖書』にはキリストの

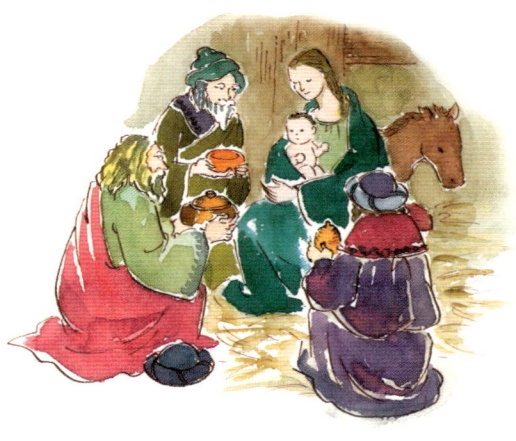

誕生に際し、東方の三賢人が乳香（フランキンセンス）・黄金・没薬（もつやく）（ミルラ）を捧げたとあります。また、中世ヨーロッパの修道院ではハーブによる自然療法がさかんにおこなわれていました。

しかし、近代の西洋医学の発達により化学薬品が広まり、植物の薬効は片隅に追いやられ衰退しました。そして現代、アロマテラピーは自然療法のひとつとして、よみがえりました。ところが今、芳香植物の乱獲や生育地の破壊が、世界の原産地の生物多様性に問題を引き起こしているそうです。これからは持続可能な水準で採集された野生植物、適正に管理された製品を選ぶことが大切なことと言えるでしょう。

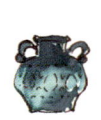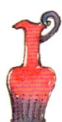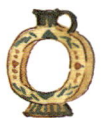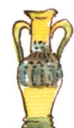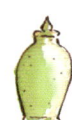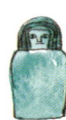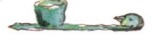

精油のプロフィール

精油には、それぞれ特有の香りや特性があります。
好きな香りを選ぶことはもちろん、作用にもこだわって使用すれば
生活のパートナーとして役立ってくれることでしょう。

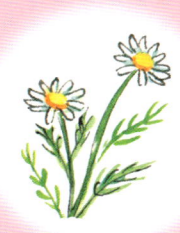
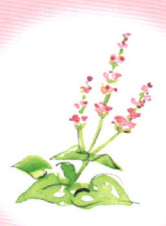
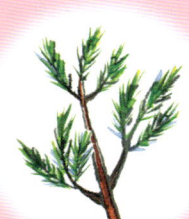

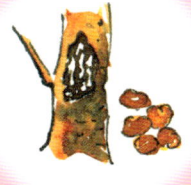
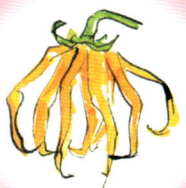
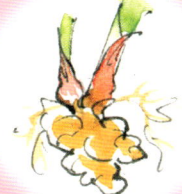
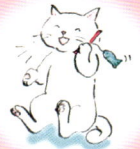

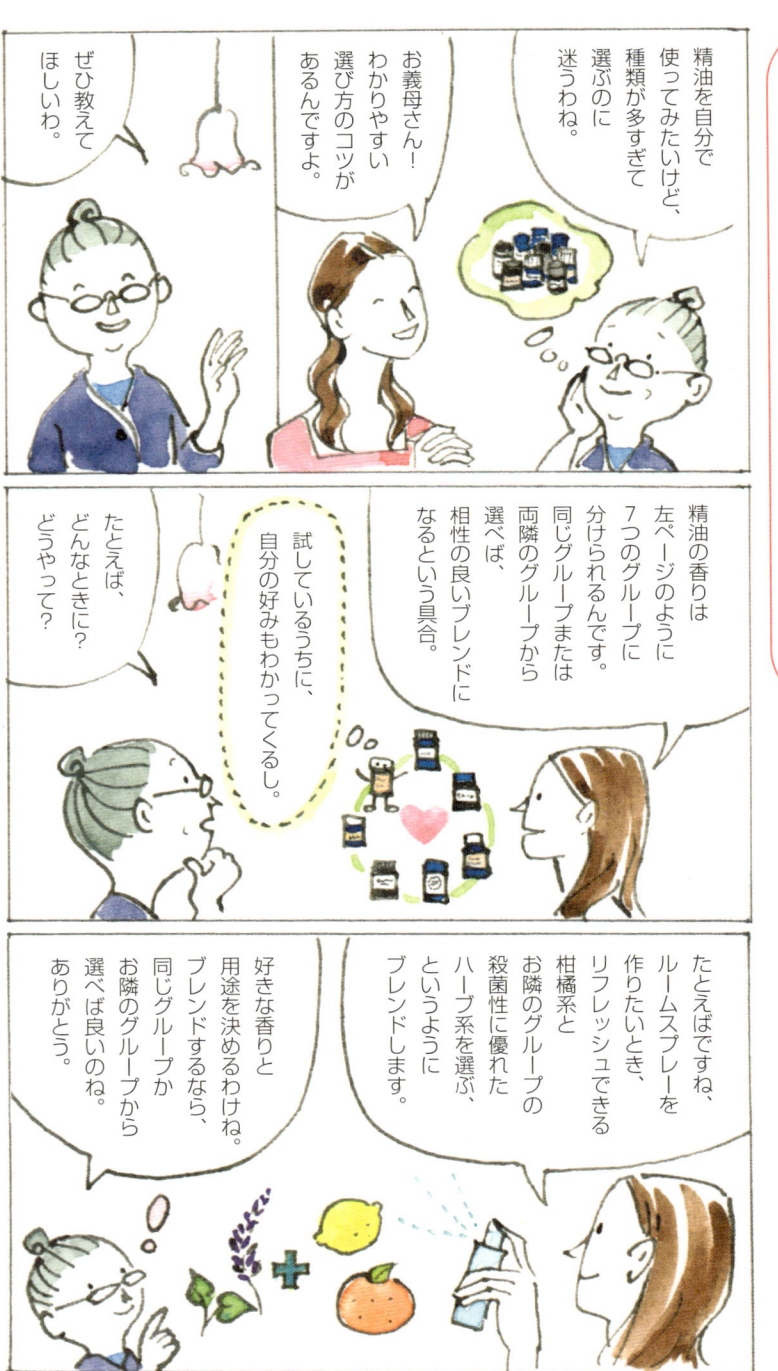

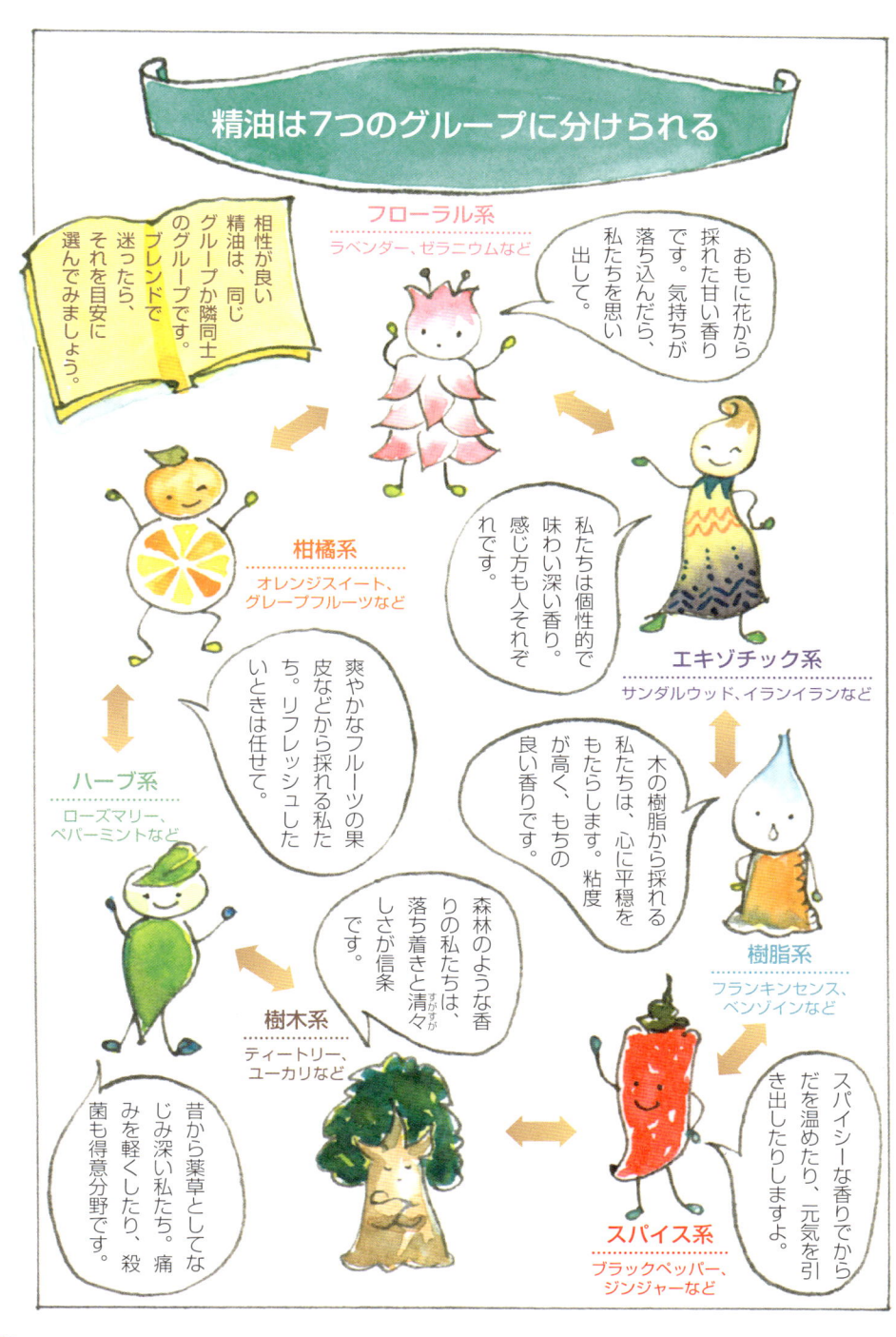

優雅な香りはメンタル面での癒し効果が高く、からだのホルモンバランスに働きかけ、スキンケアも得意分野です。エキゾチック系や柑橘系とブレンドして、世界にひとつだけの花の香りを作ってみては？

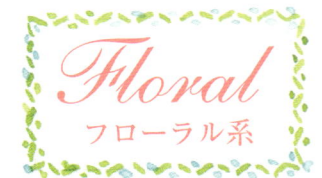
フローラル系

> ノート：揮発速度。トップ→ミドル→ベースの順に香りが立ちます。
> ブレンドファクター：香りの強さ。1がもっとも強く、12がもっとも弱くなります。

ラベンダー

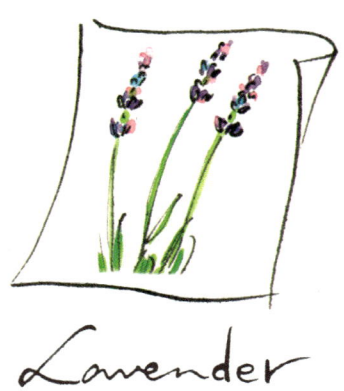

| 学　　名：Lavandula angustifolia、Lavandula officinalis
| 科　　名：シソ科
| 主 産 地：フランス、イギリス、イタリア、オーストラリア
| 抽出部分：葉と花　　　抽出方法：水蒸気蒸留法
| ノート：ミドル
| ブレンドファクター：5〜6
| 注 意 点：通経作用があるため、妊娠初期の数ヶ月、低血圧の方は使用しない。
| ◎からだへ　　鎮痛、鎮痙、通経、抗ウイルス、抗真菌作用
| ◎心へ　　　　鎮静、強壮、安眠作用
| ◎肌へ　　　　細胞成長促進作用
| ◎その他　　　殺菌、消毒、防虫、消臭作用

　別名「真正ラベンダー」とも言い、精油の代表選手。心とからだの両方に優れた鎮静作用があり、筋肉のこりをほぐして質の良い眠りを誘います。また自律神経のバランスを整え、からだ全体の免疫力をアップ。やけどの回復に良いことが有名で、皮膚の修復を助ける働きがあるため、スキンケアにも利用されます。

ゼラニウム

| 学　　名：Pelargonium graveolens、Pelargonium odoratissimum
| 科　　名：フウロソウ科
| 主 産 地：フランス、スペイン、モロッコ、エジプト
| 抽出部分：葉
| 抽出方法：水蒸気蒸留法
| ノート：ミドル
| ブレンドファクター：3〜4
| 注 意 点：妊娠初期は使用しない。
| ◎からだへ　　強壮、鎮痛、ホルモン分泌調整、抗炎症作用
| ◎心へ　　　　抗うつ、鎮静作用
| ◎肌へ　　　　保湿、収斂、皮脂バランス調整作用
| ◎その他　　　消毒、防虫作用

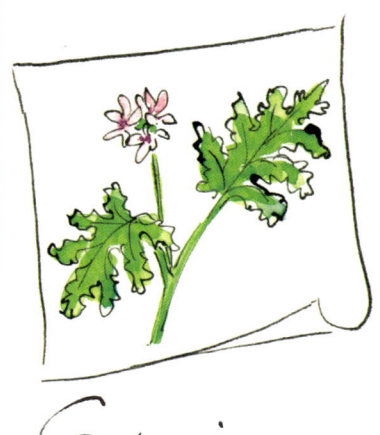

　バラと成分が似ているため、バラのような優しい香りです。飽きのこない親しみやすさも魅力で、情緒不安定を癒し、心を穏やかにします。特に内分泌系の調整作用に優れているため、月経前の不快な症状や生理痛、更年期障害を緩和。むくみの改善やスキンケアにもよく使われます。

カモミールローマン

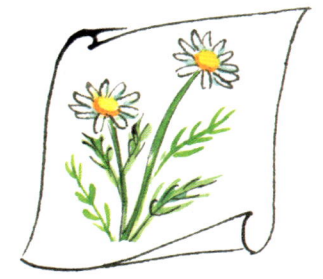

学　　名：Anthemis nobilis
科　　名：キク科
主 産 地：ドイツ、フランス、モロッコ、南アフリカ、イギリス
抽出部分：花　　　抽出方法：水蒸気蒸留法
ノ ー ト：トップ　　ブレンドファクター：3
注 意 点：妊娠初期、低血圧の方は使用しない。
◎からだへ　鎮痛、抗アレルギー、駆風、消化促進、鎮痙、自律神経調整作用
◎心へ　　　鎮静、安眠、抗うつ作用
◎肌へ　　　抗炎症、皮膚軟化、肌荒れ緩和作用

　リンゴのような香り。子どもから大人まで安心して使える愛らしい花の精油です。心を穏やかにして安らかな眠りを誘い、緊張からくる頭痛や腹痛を和らげます。便秘、歯痛、生理痛にも。寝つきの悪い子どものためにも1本あると便利でしょう。

カモミールジャーマン

学　　名：Matricaria chamomilla
科　　名：キク科
主 産 地：ドイツ、フランス、モロッコ
抽出部分：花　　　抽出方法：水蒸気蒸留法
ノ ー ト：ミドル　　ブレンドファクター：3
注 意 点：妊娠初期は使用しない。
◎からだへ　抗アレルギー、抗ウイルス、鎮痛、抗菌作用
◎心へ　　　安眠、鎮静作用
◎肌へ　　　肌荒れ・日焼け緩和、ニキビなどへの抗炎症作用

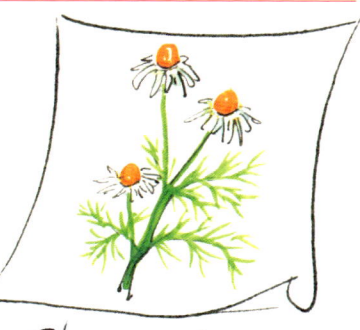

　水蒸気蒸留法の過程でできるカマズレンという成分により、精油の色は美しい紺色で、独特の濃厚な香りがします。皮膚のかゆみや炎症を抑え、関節痛・生理痛・更年期障害の緩和にと女性の悩みに重宝します。日本では「カミツレ」とよばれる可憐な一年草の花。

ジャスミン

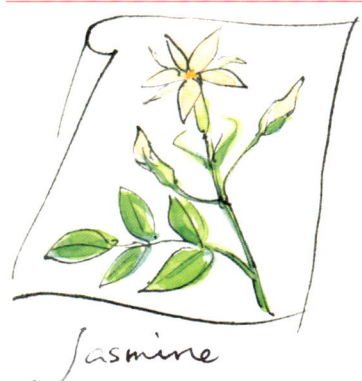

学　　名：Jasminum officinale、Jasminum grandiflorum
科　　名：モクセイ科
主 産 地：アルジェリア、モロッコ、エジプト
抽出部分：花　　　抽出方法：有機溶剤抽出法
ノ ー ト：ミドル〜ベース　ブレンドファクター：1
注 意 点：妊娠中は使用しない。芳香が強いため低濃度で使用。
◎からだへ　通経、母乳の出を促す、催淫、子宮強壮作用
◎心へ　　　抗うつ、鎮静作用
◎肌へ　　　乾燥肌・シワの改善作用

　濃厚なフローラルの香りで、情緒面に深く作用します。心の落ち込みや不安を和らげたり、産後の心身の回復にも役立ちます。愛と自信を与えてくれる、優雅で力強い精油です。中国茶のジャスミンとは異なります。

ネロリ

学　　名：Citrus aurantium
科　　名：ミカン科
主 産 地：チュニジア、イタリア、フランス
抽出部分：花
抽出方法：水蒸気蒸留法
ノート：トップ
ブレンドファクター：1～2
◎からだへ　血行促進、催淫、下痢止め、消臭作用
◎心へ　　　緊張をほぐす、抗うつ、安眠、鎮静作用
◎肌へ　　　シワ・たるみ予防、肌弾力強化、殺菌、細胞成長促進作用

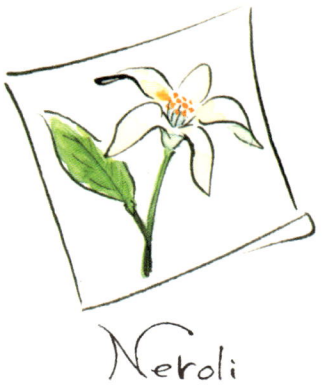

　ビターオレンジの花から採れる貴重な精油です。採油時の副産物であるオレンジフラワーウォーターは、スキンケアにオススメ。上品な甘さと奥ゆかしい香りは、美肌のためだけにとどまらず、心に平安をもたらしてくれるはずです。

ローズオットー

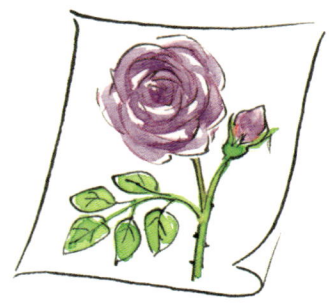

学　　名：Rosa damascena
科　　名：バラ科
主 産 地：ブルガリア、モロッコ、トルコ
抽出部分：花　　　抽出方法：水蒸気蒸留法
ノート：ミドル～ベース　ブレンドファクター：1
注意点：妊娠中は使用しない。低温で固まるが、手で温めれば液体に戻る。
◎からだへ　月経周期のバランス調整、生理痛・更年期障害の緩和作用
◎心へ　　　抗うつ、鎮静作用
◎肌へ　　　肌トラブル緩和、収斂作用

　ダマスクローズというバラから抽出されるローズオットーは、もっとも高貴で優雅な香りとして今も君臨しています。この精油1滴を作るのに50本ものバラが必要と言われている、高価な精油です。女性のさまざまな症状に。

ローズアブソリュート

学　　名：Rosa centifolia、Rosa damascena
科　　名：バラ科
主 産 地：ブルガリア、モロッコ、トルコ、フランス
抽出部分：花　　　抽出方法：有機溶剤抽出法
ノート：ミドル～ベース
ブレンドファクター：1
注意点：妊娠中は使用しない。
◎からだへ　ホルモンバランス調整、更年期障害の緩和作用
◎心へ　　　安眠、抗うつ、鎮静作用
◎肌へ　　　美肌、収斂、細胞成長促進作用

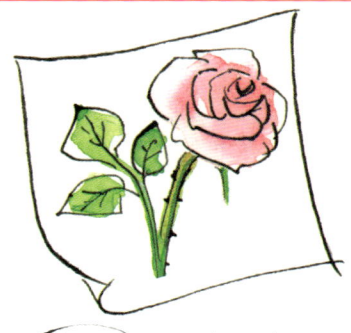

　同じバラでも有機溶剤抽出法で抽出された精油を「ローズアブソリュート」とよびます。生理不順を整えたり、肌の再生や、更年期障害に。心の安らぎまでカバーしてくれる気品ある香りは、昔も今も変わらないと言えるでしょう。

フローラル系

バイオレットリーフ

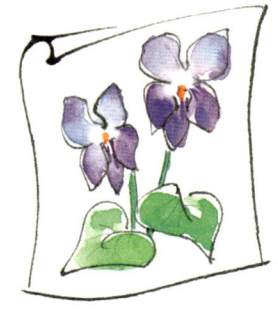

Violet leaf

- 学　　名：Viola odorata
- 科　　名：スミレ科
- 主 産 地：エジプト、フランス、イタリア
- 抽出部分：葉　　　　抽出方法：有機溶剤抽出法
- ノ ー ト：ミドル　　ブレンドファクター：3～4
- 注 意 点：芳香が強いため低濃度で使用。
- ◎からだへ　二日酔い・頭痛の緩和、催淫、利尿作用
- ◎心へ　　　安眠、鎮静作用
- ◎肌へ　　　かゆみ抑制、抗炎症、殺菌作用

　ニオイスミレのハート形の葉から抽出される精油です。森林にいるような強く爽やかな香りは怒りやイライラの解消、二日酔い・アレルギー症状の緩和に。また、呼吸器の気道の改善をしたり肌の炎症を和らげます。可憐な花は食用にもなります。

スパイクラベンダー

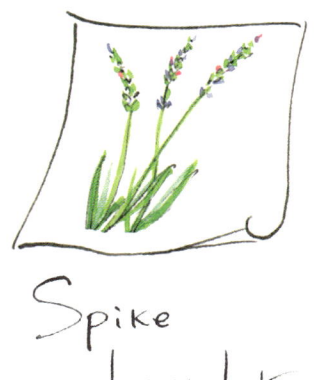

Spike lavender

- 学　　名：Lavandula latifolia、Lavandula spica
- 科　　名：シソ科
- 主 産 地：フランス、スペイン
- 抽出部分：花と葉　　抽出方法：水蒸気蒸留法
- ノ ー ト：トップ　　ブレンドファクター：6～7
- 注 意 点：妊娠中、授乳中、乳幼児は使用しない。
- ◎からだへ　風邪予防、関節痛・頭痛の緩和、発汗作用
- ◎心へ　　　リフレッシュ作用
- ◎その他　　防虫、駆虫、殺菌作用

　真正ラベンダーよりシャープ感のある香り。殺菌作用に秀でているので、虫さされや感染症の予防に向いています。掃除機を使うときフィルター内に1滴落としたり、室内芳香で風邪予防に役立ちます。

ラバンジン

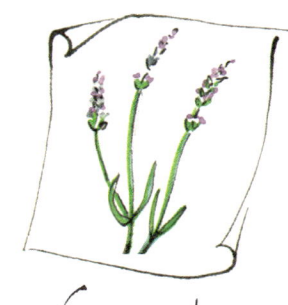

Lavandin

- 学　　名：Lavandula hybrida
- 科　　名：シソ科
- 主 産 地：フランス
- 抽出部分：花　　　　抽出方法：水蒸気蒸留法
- ノ ー ト：ミドル
- ブレンドファクター：7
- 注 意 点：妊娠中は使用しない。
- ◎からだへ　咳、痰、風邪などの呼吸器系の炎症緩和、鎮痛作用
- ◎心へ　　　リフレッシュ、抗うつ作用
- ◎肌へ　　　外傷や切り傷などの回復を促す、殺菌作用

　ラバンジンは、真正ラベンダーとスパイクラベンダーの2世です。リラックス感は真正ラベンダーにかないませんが、収穫量が多いため価格は手ごろ。リフレッシュや筋肉痛、気管支系のトラブルに。

飾り気のない自然な香りですが、個々に独特な世界観の香りが漂います。そんな植物の秘めたる力強さが、ハーブ系の魅力。血行を改善し、消化を助け、病気予防に活躍します。

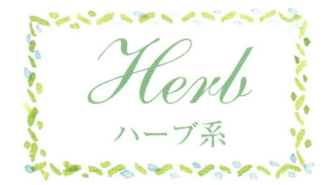

Herb
ハーブ系

クラリセージ

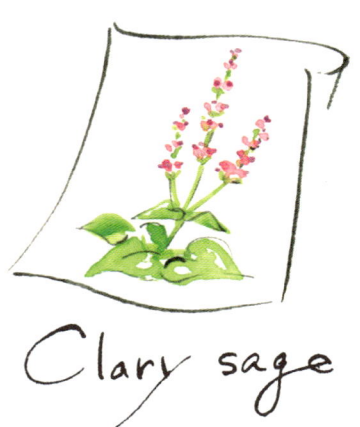

Clary sage

学　　名：Salvia sclarea
科　　名：シソ科
主 産 地：フランス、モロッコ、イタリア
抽出部分：花と葉
抽出方法：水蒸気蒸留法
ノ ー ト：トップ〜ミドル
ブレンドファクター：3〜4
注 意 点：妊娠中、生理中、アルコール飲用時は使用しない。使用後は運転を避ける。
◯からだへ　鎮痛、通経、子宮強壮、血行促進作用
◯心へ　　　幸福感、鎮静、リラックス作用
◯肌へ　　　フケ予防、髪の成長促進作用

　独特な甘い香りで、女性ホルモンのバランスを整える、婦人科系トラブルに頼もしい精油です。更年期のトラブルをはじめ、生理不順、子宮強壮、分娩を促し、産後のマタニティーブルーを改善します。病後の回復期の免疫力もアップ。メンタル面では気分を明るくして、不安を和らげます。1本あると便利ですが、用量を正しく使いましょう。

ローズマリー

学　　名：Rosmarinus officinalis
科　　名：シソ科
主 産 地：フランス、チュニジア、スペイン
抽出部分：葉　　　抽出方法：水蒸気蒸留法
ノ ー ト：トップ〜ミドル
ブレンドファクター：2〜3
注 意 点：妊娠中や高血圧、てんかん症の方は使用しない。
◯からだへ　頭痛の緩和、鎮痛、通経、血行促進、発汗、利尿作用
◯心へ　　　記憶力アップ、抗うつ作用
◯肌へ　　　収斂、フケ予防、髪の成長促進作用

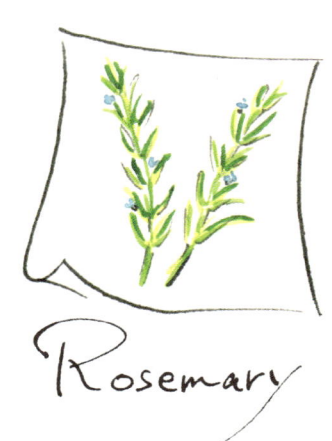

Rosemary

　とぎ澄まされた爽快な香りで、学名の意味は「海の雫（しずく）」。"若がえりの水"ハンガリアンウォーターの主要成分でもあります。また、聖母マリアがヘロデ王からのがれる際、ローズマリーがマリア様を隠したとの伝説から「マリア様のバラ」とよばれるなど、多くの伝説が残る魅力的な精油のひとつです。記憶をよび覚まし、デトックスや筋肉痛緩和に。

スイートマジョラム

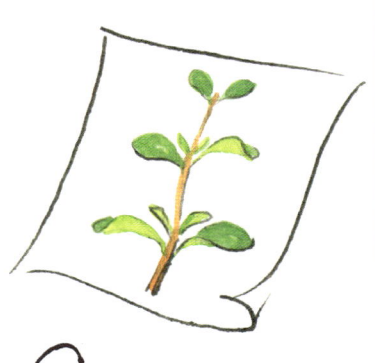

学　　名：Origanum majorana
科　　名：シソ科
主 産 地：リビア、エジプト、スペイン
抽出部分：葉
抽出方法：水蒸気蒸留法
ノ ー ト：ミドル
ブレンドファクター：3〜4
注 意 点：妊娠中や生理中、低血圧の方は使用しない。まれに肌刺激あり。
◎からだへ　　鎮痛、自律神経調整、消化促進作用
◎心へ　　　　安眠、鎮静作用
◎肌へ　　　　血行促進によるクマ・シワの改善作用
◎その他　　　抗ウイルス、抗菌作用

　薬草として古代ギリシャから愛用されてきました。血管を広げてからだを温め、冷えや筋肉痛を改善して質の良い眠りを誘います。シワなどの老化肌にも働きかけます。ストレスを和らげる、温かい落ち着きのあるハーブの香りです。ラベンダーやローズマリーなどとブレンドすると深みが増します。

ペパーミント

学　　名：Mentha piperita
科　　名：シソ科
主 産 地：アメリカ、イギリス、オーストラリア
抽出部分：葉　　　　抽出方法：水蒸気蒸留法
ノ ー ト：トップ
ブレンドファクター：1
注 意 点：妊娠中、授乳中は使用しない。まれに肌刺激あり。
◎からだへ　　鎮痛、消化不良改善作用
◎心へ　　　　リフレッシュ、刺激作用
◎肌へ　　　　かゆみ抑制、日焼け緩和、脂性肌のケア、収斂、殺菌作用
◎その他　　　防虫作用

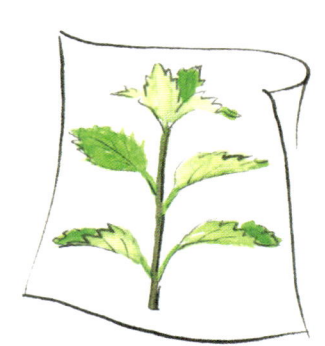

　日本において、ミントの中でもっともポピュラーなのがペパーミントでしょう。気持ちをシャキッとリフレッシュさせる爽快な香りです。痛みの緩和作用により、歯痛・頭痛・筋肉痛を和らげます。また乗り物酔い・吐き気・花粉症・鼻づまりの緩和、眠気覚ましなど用途は広いですが、刺激が強いのでごく少量で充分です。

フェンネル

学　　名：Foeniculum vulgare
科　　名：セリ科
主 産 地：フランス、ハンガリー、イタリア
抽出部分：種子（果実）　抽出方法：水蒸気蒸留法
ノ ー ト：ミドル
ブレンドファクター：3
注 意 点：生理中や妊娠中、授乳中、てんかん症の方、乳幼児は使用しない。まれに肌刺激あり。
◎からだへ　強壮、通経、体内浄化、利尿作用
◎心へ　　　集中力アップ、リフレッシュ作用
◎肌へ　　　むくみ改善、肌の浄化作用

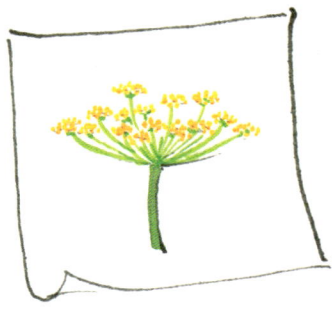

　和名はウイキョウ。スーッとするスパイシーな香りは、食後の消化を促し、おなかの張りを改善します。痰のつまりなど、呼吸器系の不調にも働きかけます。古代エジプトから薬草として親しまれ、沈みがちな心に勇気を与えてくれる精油です。長期間の使用は避けましょう。

ディル

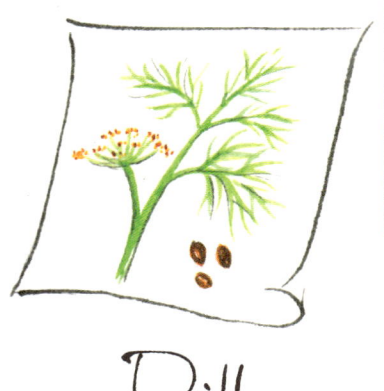

学　　名：Anethum graveolens
科　　名：セリ科
主 産 地：地中海地方、インド
抽出部分：種子
抽出方法：水蒸気蒸留法
ノ ー ト：トップ
ブレンドファクター：6
注 意 点：妊娠中や授乳中、子どもは使用しない。
◎からだへ　発汗、分娩促進、消化促進、消臭作用
◎心へ　　　鎮静作用
◎肌へ　　　肌の浄化作用

　繊細な細い葉と黄色い小花の姿が愛らしいディル。胃腸の働きを助け、疲労回復を促します。見た目はフェンネルに似た草のよう。爽やかな香りで、心をリラックスさせて明るい気分にしてくれます。便秘の症状を緩和したり、口臭を抑えます。

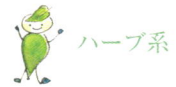
ハーブ系

ゲットウ（月桃）

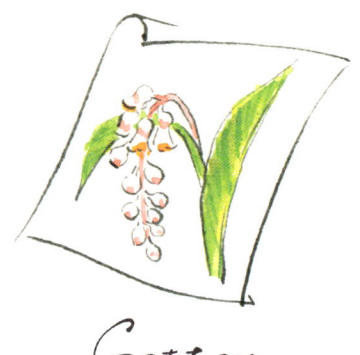

学　　名：Alpinia supesiosa
科　　名：ショウガ科
主 産 地：日本
抽出部分：葉　　　　抽出方法：水蒸気蒸留法
ノ ー ト：ミドル　　ブレンドファクター：5
◎からだへ　殺菌消毒、抗酸化作用
◎心へ　　　不安やストレスの緩和、鎮静作用
◎肌へ　　　保湿、収斂作用
◎その他　　防虫、抗菌、消臭作用

　沖縄の植物で、白とピンクの美しい花と、力強い葉を備えています。香りは外見に反し、主張し過ぎず控えめ。虫よけとして知られており、キャンドル作りの際にブレンドすることも。また抗酸化作用があるため、最近はスキンケアにも利用範囲が広がっています。

スペアミント

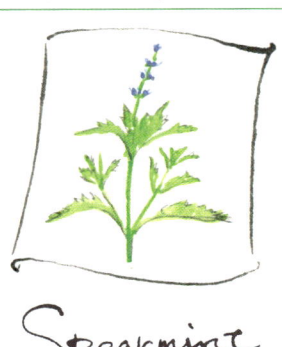

学　　名：Mentha spicata
科　　名：シソ科
主 産 地：アメリカ、インド、イギリス
抽出部分：葉　　　　抽出方法：水蒸気蒸留法
ノ ー ト：トップ　　ブレンドファクター：3
注 意 点：妊娠中、授乳中、乳幼児は使用しない。まれに肌刺激あり。
◎からだへ　通経、鎮痛、刺激作用
◎心へ　　　リフレッシュ作用
◎肌へ　　　かゆみ抑制作用
◎その他　　防虫、消臭作用

　ペパーミントよりソフトな爽快感があります。口腔内を清潔に保ち、頭痛・吐き気・便秘の症状を緩和します。そのリフレッシュ感は、古代ギリシャから現代に至るまで、誰にでも愛され続けている香りです。

キャロットシード

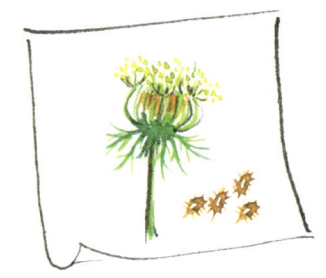

学　　名：Daucus carota
科　　名：セリ科
主 産 地：フランス
抽出部分：種子　　　抽出方法：水蒸気蒸留法
ノ ー ト：ミドル　　ブレンドファクター：4
注 意 点：妊娠中は使用しない。衣類などへのシミに注意。
◎からだへ　むくみ改善、体内浄化、解毒、強壮作用
◎心へ　　　ストレス・精神疲労回復作用
◎肌へ　　　皮膚細胞再生促進作用
◎その他　　抗菌、抗感染作用

　ニンジンと大地のハーモニーのような香り。ニンジンは昔から健康に良いことで知られ、医学的にもガンや内臓機能の回復に利用されています。体内浄化や皮膚細胞再生を活発にするので、ローションやクリーム作りの際に少しブレンドすると良いでしょう。メンタル面でも気分を明るくします。

リフレッシュの王様！　老若男女を問わず、即笑顔にしてしまうパワーは、柑橘系の得意技でしょう。芳香浴やナイトスキンケアに活用すれば、光毒性の心配はありません。

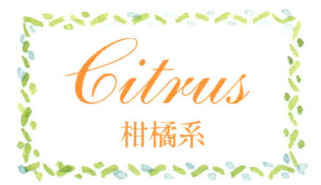

レモングラス

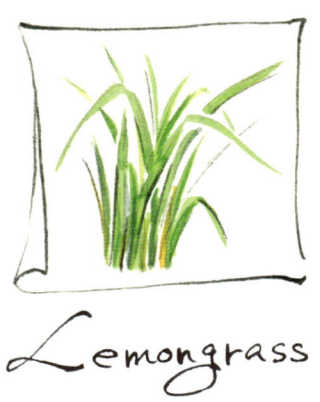

学　　名：Cymbopogon flexuosus
科　　名：イネ科
主 産 地：インド、ブラジル、スリランカ、ネパール、ブータン
抽出部分：葉　　抽出方法：水蒸気蒸留法
ノ ー ト：トップ～ミドル
ブレンドファクター：1
注 意 点：妊娠中、乳幼児は使用しない。肌刺激に注意。低濃度で使用する。
◎からだへ　消化促進、鎮痛、利尿作用
◎心へ　　　疲労回復、抗うつ、鎮静作用
◎肌へ　　　収斂、リンパの流れ促進、皮脂バランス調整、炎症緩和作用
◎その他　　防虫、殺菌、抗真菌作用

　レモンに似た爽やかな香りの中に、ウッディな力強さがあり、ストレスを解消して元気づけてくれる精油です。ハーブはトムヤムクンの料理でも有名で、食欲を増進させて消化を助けます。インドでは古くから感染症予防に使われてきました。石鹸作りや水虫予防、筋肉痛の緩和、虫よけにと重宝します。

レモン

学　　名：Citrus limon
科　　名：ミカン科
主 産 地：アメリカ、イタリア、スペイン
抽出部分：果皮
抽出方法：圧搾法
ノ ー ト：トップ
ブレンドファクター：4
注 意 点：光毒性あり。まれに肌刺激あり。
◎からだへ　免疫力アップ、血行促進、解熱、利尿作用
◎心へ　　　リフレッシュ、鎮静作用
◎肌へ　　　収斂、ニキビ予防、角質柔軟作用
◎その他　　空気の浄化、感染予防作用

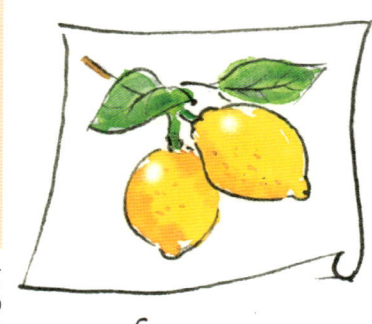
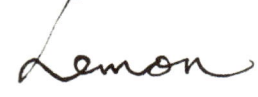

　レモンの殺菌力は、昔から感染症予防や解毒に使われてきました。柑橘系を代表するシャープな爽快感は、仕事の集中力を高めたいときにも、効果があることが実証されています。芳香浴は日中でも問題ありませんが、肌への使用後12時間は直接紫外線を浴びないようにしましょう。血行を促進するので夜の入浴やマッサージ、ネイルケアにも向いています。

ベルガモット

学　　名：Citrus bergamia
科　　名：ミカン科
主 産 地：イタリア、モロッコ、チュニジア
抽出部分：果皮　　抽出方法：圧搾法
ノ ー ト：トップ
ブレンドファクター：5
注 意 点：低血圧の方は使用しない。光毒性あり。まれに肌刺激あり。
◎からだへ　殺菌、消化促進、子宮強壮作用
◎心へ　　　リフレッシュ、抗うつ、鎮静作用
◎肌へ　　　ニキビ・湿疹改善作用
◎その他　　抗菌、消臭、抗ウイルス作用

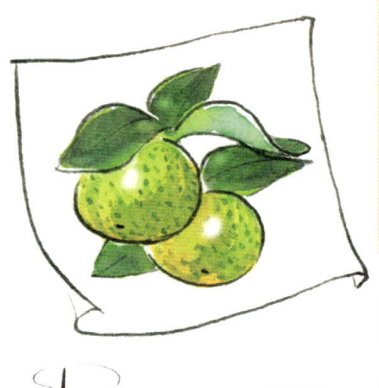

　爽やかさとフローラルな優しさが織りなす、誰からも好かれる香り。紅茶のアールグレイの香りづけとしても有名です。呼吸器系・消化器系・泌尿器系に良い作用があるため、咳、食べ過ぎによる胃のむかつき、膀胱炎の緩和に向いています。また、リフレッシュに最適な香りで、ブレンド香水作りにも活躍。その際は、光毒成分を除いたタイプを選べば安心です。

グレープフルーツ

学　　名：Citrus paradisi
科　　名：ミカン科
主 産 地：アメリカ、イスラエル、ブラジル
抽出部分：果皮
抽出方法：圧搾法
ノ ー ト：トップ
ブレンドファクター：5
注 意 点：光毒性あり。まれに肌刺激あり。
◎からだへ　血行、消化促進、利尿、解毒作用
◎心へ　　　リフレッシュ、抗うつ作用
◎肌へ　　　収斂作用、新陳代謝アップ
◎その他　　殺菌、消毒作用

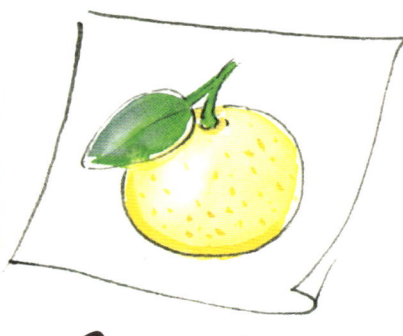

　ゆったりとした夜の入浴やマッサージに使いましょう。デトックス作用に秀でているので、リンパ系を刺激して余分な脂肪や水分を除去するのに役立ちます。またこのフレッシュな香りには、体脂肪の燃焼を活発にするホルモンの分泌を促す作用があります。お酒を飲み過ぎたときのむくみにも。使用後12時間は、直接紫外線を浴びないようにしましょう。

オレンジスイート

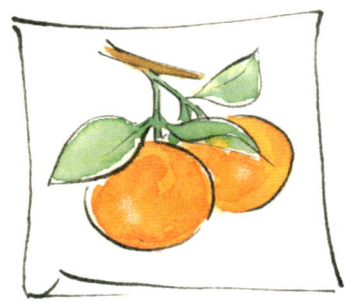

学　　名	: Citrus sinensis
科　　名	: ミカン科
主 産 地	: イタリア、イスラエル、アメリカ
抽出部分	: 果皮
抽出方法	: 圧搾法
ノート	: トップ
ブレンドファクター	: 6
注 意 点	: 妊娠初期は使用しない。まれに肌刺激あり。
◎からだへ	消化促進、脂肪分解、食欲増進作用
◎心へ	抗うつ、鎮静、安眠作用
◎肌へ	発汗、デトックス作用
◎その他	抗菌、殺菌、抗ウイルス作用

　ミカンの仲間のオレンジですが、人気の秘密は"こたつでミカン"のように、どこか懐かしくなる、心を温かく包み込む香りにあるのでは。柑橘系の精油の中では比較的作用が穏やかなので、「家族で使う精油」としてもオススメです。心を前向きにしたり、からだの循環を促すほか、風邪予防の消毒としても便利です。芳香浴の際、猫は別の部屋に移しましょう。

メリッサ（レモンバーム）

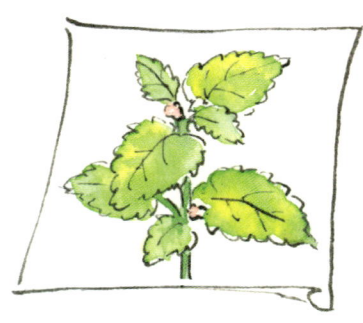

学　　名	: Melissa officinalis
科　　名	: シソ科
主 産 地	: フランス、アイルランド、ドイツ
抽出部分	: 花と葉
抽出方法	: 水蒸気蒸留法
ノート	: ミドル
ブレンドファクター	: 1
注 意 点	: 妊娠中は使用しない。まれに肌刺激あり。
◎からだへ	生理不順緩和、安眠作用
◎心へ	リラックス、抗うつ、鎮静作用
◎肌へ	かゆみ抑制、抗炎症作用

　別名「レモンバーム」とよばれ、甘さのあるレモンの香りに似た精油です。不眠にも効き、呼吸器系や皮膚などのアレルギーやかゆみを緩和します。また、ショックやパニックに陥ったとき、少量で情緒を安定させるパワーを秘めているとも言われます。ハーブは手ごろですが、精油は採油量が希少なため高価です。

柑橘系

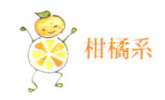

マンダリン

学　　名	: Citrus reticulata
科　　名	: ミカン科
主 産 地	: イタリア、中国、アルゼンチン
抽出部分	: 果皮　　抽出方法：圧搾法
ノ ー ト	: トップ　　ブレンドファクター：6～7
注 意 点	: 光毒性はないに等しいが、使用後12時間は紫外線を避けるほうが無難。
◎からだへ	: 便秘解消、消化促進、安眠作用
◎心へ	: リフレッシュ、鎮静、抗うつ作用
◎肌へ	: 皮膚軟化、細胞修復作用

　元気の出るフルーティーで甘酸っぱいオレンジの香り。リフレッシュや食欲増進、心の落ち着きや安心感を取り戻すのにも良く、子どもや妊婦さんも比較的安心して使えます。ぐっすり眠りたいときにも使いたい、安らぎの精油です。

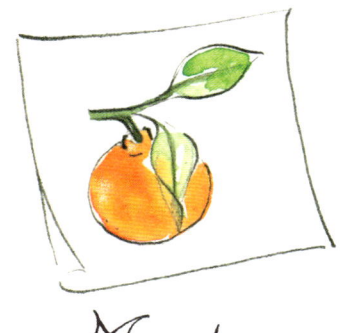

シトロネラ

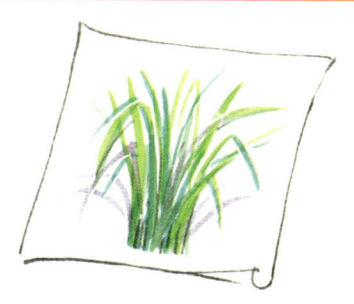

学　　名	: Cymbopogon nardus
科　　名	: イネ科
主 産 地	: スリランカ、南米
抽出部分	: 葉　　抽出方法：水蒸気蒸留法
ノ ー ト	: トップ　　ブレンドファクター：3～5
注 意 点	: まれに肌刺激あり。
◎からだへ	: 消臭、免疫促進、強壮、偏頭痛・筋肉痛の緩和作用
◎心へ	: 抗うつ、リフレッシュ作用
◎肌へ	: 肌弾力活性作用
◎その他	: 殺菌、防虫作用

　古くから一番の用途は虫よけでした。防虫剤としてキャンドルや衣類の引き出しに入れて使われていますが、最近は肌のハリや弾力に良いとされ、スキンケアにも使われています。手作りシャンプーに使うと、スーッと爽やかさが頭皮全体に広がり、心身共によみがえります。

プチグレイン

学　　名	: Citrus aurantium
科　　名	: ミカン科
主 産 地	: フランス、スペイン、パラグアイ、イタリア
抽出部分	: 葉と枝　　抽出方法：水蒸気蒸留法
ノ ー ト	: トップ　　ブレンドファクター：5
注 意 点	: 光毒性あり。
◎からだへ	: 消臭、神経性胃炎緩和、消化促進、鎮痙作用
◎心へ	: リフレッシュ、パニックを鎮める
◎肌へ	: ニキビ・吹き出ものの改善作用

　ビターオレンジの花から採れるのはネロリで、その枝と葉から採れるのがプチグレインです。香りはネロリよりカジュアルで、ウッディなイメージです。疲れた心を前向きにして、体の抵抗力を高めます。不眠症や時差ボケにも良いと言われます。消臭作用もあるので、汗をかいた夜の入浴にも良いでしょう。

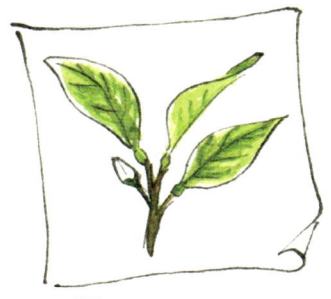

森林浴をお部屋で味わえる、飽きのこない精油です。すっきりと清々しい香りは、消毒作用に秀でているので、お掃除や虫よけにも重宝します。「ヒノキ風呂」は樹木系の代表ですね。

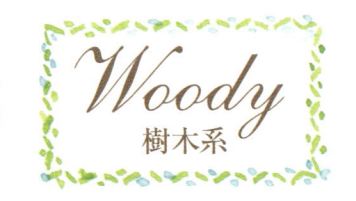

Woody
樹木系

ユーカリ

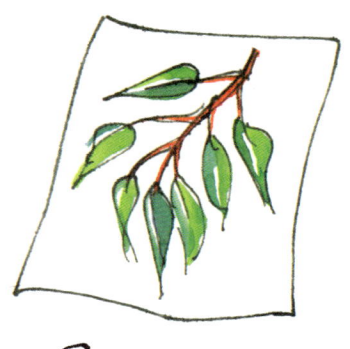

学　　名：Eucalyptus globulus
科　　名：フトモモ科
主 産 地：オーストラリア、スペイン、中国
抽出部分：葉　　　　抽出方法：水蒸気蒸留法
ノート：トップ
ブレンドファクター：2～4
注意点：高血圧の方は使用しない。まれに肌刺激あり。使用は5歳以上。
◎からだへ　去痰（きょたん）、鼻づまり、消炎、鎮痛、殺菌、解熱作用
◎心へ　　　集中力アップ
◎肌へ　　　抗炎症、かゆみ抑制作用
◎その他　　防虫、消毒作用

　種類豊富なユーカリの中で一般的なのがグロブルスです。シャープで少し薬臭さの残る香りと清涼感は、風邪の予防や初期症状が出たときの強い味方です。鼻づまりや喉の痛み、痰、花粉症で辛いときの症状緩和に。からだを温めて痛みを和らげるので、筋肉痛のマッサージにも向いています。子どもには、マイルドなユーカリラディアータがオススメです。

ティートリー

学　　名：Melaleuca alternifolia
科　　名：フトモモ科
主 産 地：オーストラリア、ジンバブエ
抽出部分：葉
抽出方法：水蒸気蒸留法
ノート：トップ
ブレンドファクター：3～5
◎からだへ　去痰、鼻づまり、消炎、鎮痛、殺菌、解熱作用
◎心へ　　　リフレッシュ作用
◎肌へ　　　日焼け・ニキビ緩和作用、傷の治癒力アップ
◎その他　　殺菌、消毒、消臭作用

　その飾り気のない、ひたすらシャープな香りは「植物の秘めたパワー」そのものかもしれません。殺菌力の強さで皮膚の消毒や消臭に、また免疫力を高める作用は感染症の予防にも役立ちます。昔からオーストラリアの原住民の万能薬として用いられ、第二次世界大戦中のヨーロッパの軍隊では、傷の手当てに使われていたそうです。

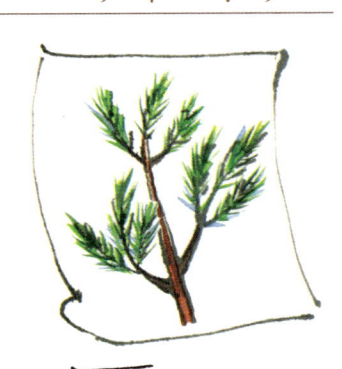

ジュニパー

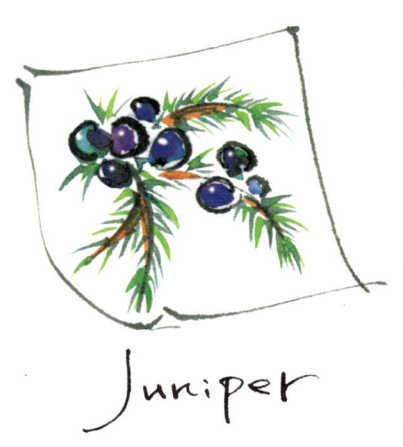

学　　名：Juniperus communis
科　　名：ヒノキ科
主 産 地：ハンガリー、フランス、イタリア
抽出部分：果実
抽出方法：水蒸気蒸留法
ノ ー ト：トップ～ミドル
ブレンドファクター：4～5
注 意 点：生理中、妊娠中は使用しない。
◎からだへ　発汗、利尿、消化促進、強壮、疲労回復作用
◎心へ　　　リフレッシュ作用、集中力・チャレンジ精神アップ
◎肌へ　　　むくみ・セルライト予防、収斂作用
◎その他　　空気の浄化、殺菌作用

　お酒のジン特有の香りの正体は、このジュニパーの実です。汗を出して新陳代謝を活発にするので、からだが温められて全身のデトックスになり、むくみを取ります。また妊娠中は避けますが、母乳の出を良くしたり、生理不順などにも。旧約聖書では、預言者エリヤがこの樹の下で眠ったと記されてあり、疲労回復に良いと伝えられています。

サイプレス

学　　名：Cupressus sempervirens
科　　名：ヒノキ科
主 産 地：フランス、ドイツ、モロッコ
抽出部分：葉と果実
抽出方法：水蒸気蒸留法
ノ ー ト：ミドル～ベース
ブレンドファクター：5
注 意 点：妊娠初期は使用しない。
◎からだへ　生理不順、消臭、制汗作用
◎心へ　　　鎮静、精神の浄化作用
◎肌へ　　　収斂、脂性肌のバランス調整作用

　ウッディなスッキリとした香りは、心に落ち着きを取り戻し、いらだちを鎮めます。和名は糸杉。糸杉といえば、ゴッホの絵に糸杉が多く描かれています。ゴッホを惹きつけたサイプレスとは……？　絵から香りを感じてみるのも新鮮です。ストレスを鎮めるほか、消臭やホルモンバランス調整、むくみ、毛穴の開き、更年期の症状にも。引き締まった香りは、男性用香水にも用いられています。

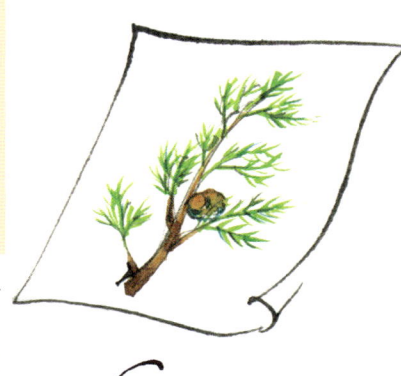

シダーウッド

学　　名	Juniperus virginiana
科　　名	ヒノキ科
主 産 地	アメリカ
抽出部分	木部　　　抽出方法：水蒸気蒸留法
ノート	ミドル～ベース　ブレンドファクター：4～5
注 意 点	妊娠中や授乳中、てんかん症の方は使用しない。
◎からだへ	強壮、気管支炎、咳・痰の緩和作用
◎心へ	不安・緊張の緩和、鎮静作用
◎肌へ	むくみ緩和、収斂、殺菌、消毒作用
◎その他	防虫、防カビ作用

　クリーンでいて厳(おごそ)かな芳香。メンタル面では不安感を取り除き、緊張をほぐします。痰や気管支炎を緩和したり、うっ血やむくみ、からだ全体のバランスを整える作用があります。寺院での薫香としても古くから使われてきました。現在では香水の保留剤や男性用のスキンケアにも。

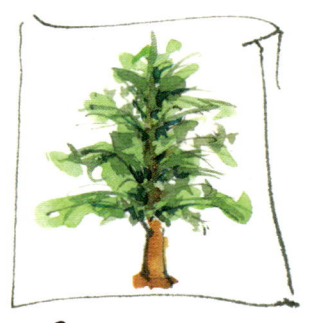

パイン

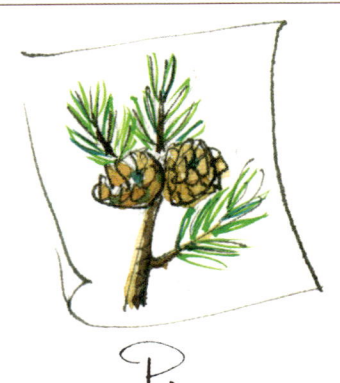

学　　名	Pinus sylvestris
科　　名	マツ科
主 産 地	オーストリア、ロシア
抽出部分	針葉と球果　　抽出方法：水蒸気蒸留法
ノート	ミドル　　　　ブレンドファクター：4
注 意 点	妊娠初期は使用しない。まれに肌刺激あり。
◎からだへ	強壮、発汗、利尿、血行促進作用
◎心へ	リフレッシュ作用
◎肌へ	皮膚の殺菌、消炎作用
◎その他	消毒、消臭、抗菌作用

　爽やかな森林の香りは、鼻づまりや気管支炎、感染症の予防に役立ちます。また腎臓を浄化する働きがあり、膀胱炎を緩和します。消毒作用が強いのでキッチンやバスまわり、お部屋の浄化にも便利です。

カンファー

学　　名	Cinnamomum camphora
科　　名	クスノキ科　主 産 地：日本、ボルネオ、スリランカ
抽出部分	木部、根、枝　抽出方法：水蒸気蒸留法
ノート	ベース　　　　ブレンドファクター：5
注 意 点	ブラウンとイエローカンファーは使用不可。妊娠中、喘息の人は使用しない。まれに肌刺激あり。
◎からだへ	鎮痛、解熱、抗ウイルス作用
◎心へ	刺激と鎮静のバランス調整作用
◎肌へ	脂性肌調整、ニキビ予防、やけどの抗炎症作用
◎その他	防虫作用

　別名「クスノキ」。染み通るような樟脳(しょうのう)の香りを放ち、アロマテラピーには、ホワイトカンファーのみを使います。その刺激は、心身をバランスのとれた状態に整える作用があります。脂性肌・ニキビの改善、便秘・悪寒・筋肉痛の緩和、感染症の予防に役立ちます。

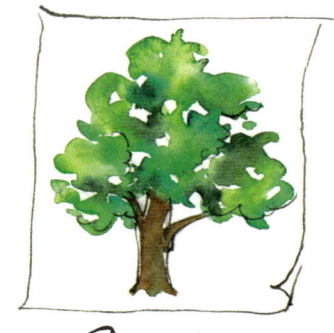

樹木系

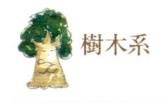

ヒノキ

学　　名：Chamaecyparis obtuse
科　　名：ヒノキ科
主 産 地：日本、台湾
抽出部分：心材　　　　　抽出方法：水蒸気蒸留法
ノ ー ト：ミドル　　　　ブレンドファクター：6
注 意 点：妊娠中は使用しない。まれに肌刺激あり。
◎からだへ　脳活性化作用
◎心　へ　　リラックス、鎮静作用
◎肌　へ　　消炎、抗菌作用
◎その他　　殺菌、消毒、消臭作用

　日本ではヒノキ風呂をはじめ、神社仏閣の建築材としてなじみ深い常緑針葉高木です。森林浴をしているかのような、気持ちをゆったりと落ち着かせてくれる香りで、強力な殺菌、消毒作用をもつため、防虫や空気の浄化に活躍します。

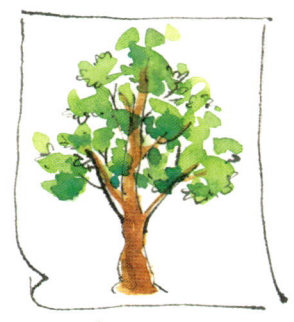

ヒバ

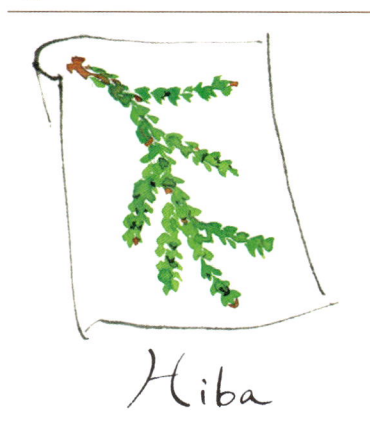

学　　名：Thujopsis dolabrata
科　　名：ヒノキ科（アスナロ属）
主 産 地：日本
抽出部分：木部　　　　　抽出方法：水蒸気蒸留法
ノ ー ト：ベース　　　　ブレンドファクター：6
注 意 点：妊娠中は使用しない。まれに肌刺激あり。
◎からだへ　不眠症の緩和、脳活性化作用
◎心　へ　　リフレッシュ作用
◎肌　へ　　抗菌作用
◎その他　　防虫、抗真菌作用

　青森ヒバは、秋田スギ・木曽ヒノキとならび日本三大美林のひとつ。岩手県中尊寺金色堂にも使われている材木です。抗菌・防虫・防カビ作用を活かし、エアフレッシュナーを手作りして常備しておくと、森林浴でのリフレッシュと浄化作用が一度に味わえる、うれしい精油です。

カユプテ

学　　名：Melaleuca leucadendron
科　　名：フトモモ科
主 産 地：フィリピン、オーストラリア、マレーシア
抽出部分：葉と小枝　　　抽出方法：水蒸気蒸留法
ノ ー ト：トップ　　　　ブレンドファクター：4～5
注 意 点：妊娠中は使用しない。低濃度で使用。
◎からだへ　鎮痛、血行促進、解熱作用
◎心　へ　　刺激を与え前向きにする
◎肌　へ　　抗炎症、殺菌作用
◎その他　　消毒作用

　ホワイトティートリーとも言われますが、香りはティートリーよりマイルドです。デトックス作用が強いので熱を下げたり、気管支炎・喉頭炎の緩和、膀胱炎などの感染防止に活躍します。ニキビや脂性肌を整えたり、強い消毒作用があるので虫よけスプレーにも向いています。

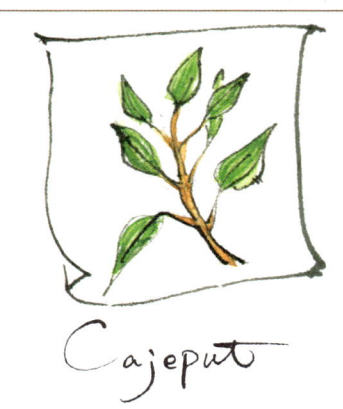

東洋の神秘的なイメージは、香りが織りなすアートのよう。個性派ぞろいの精油で、瞑想の世界への旅、音楽とコラボするような楽しみもあり！ 心に安らぎ、肌に活性をもたらします。

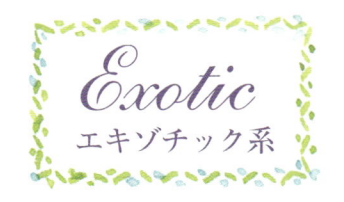

Exotic エキゾチック系

イランイラン

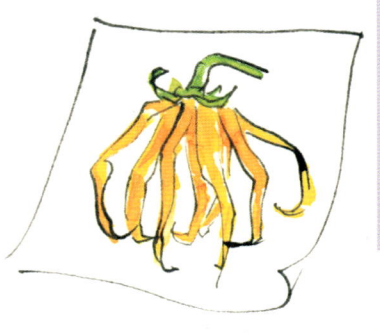

学　名：Cananga odorata
科　名：バンレイシ科
主産地：フィリピン、マダガスカル、インドネシア
抽出部分：花　　　抽出方法：水蒸気蒸留法
ノート：ミドル〜ベース
ブレンドファクター：1
注意点：低血圧の方、妊娠初期は使用しない。過度の使用は頭痛・嘔吐を引き起こす可能性あり。
◎からだへ　ホルモンバランス調整、血圧降下、子宮強壮作用
◎心へ　　　抗うつ、リラックス、催淫作用
◎肌へ　　　皮脂バランス調整作用
◎その他　　ヘアケア

ylang ylang

　イランイランは「花の中の花」という意味。引き込まれるような濃厚な花の香りは、媚薬の精油として有名です。またエキゾチックな南国の心温まる香りで、怒りやパニック症状を解きほぐし、疲れた心に安らぎを取り戻します。皮脂分泌を整えて乾燥肌、脂性肌ともに対応し、育毛や頭皮の健康にも。

サンダルウッド

学　名：Santalum album
科　名：ビャクダン科
主産地：インド、インドネシア、パラグアイ
抽出部分：心材
抽出方法：水蒸気蒸留法
ノート：ベース
ブレンドファクター：4〜5
注意点：一度衣服につくと数日は香りが抜けない。
◎からだへ　強壮、利尿、催淫作用
◎心へ　　　満足感、鎮静作用
◎肌へ　　　細胞成長促進作用
◎その他　　抗感染作用

Sandalwood

　昔から扇子の香りでなじみ深い、白檀です。崇高な香りは、心の落ち着きと深いリラクセーションを促し、満ち足りた感情をよび覚まします。肌を柔らかくなめらかにして、シワや日焼けの炎症を抑えるので老化肌にぴったりの精油です。免疫力をアップして気管支炎や感染症予防にも働きかけます。浴槽に入れると優雅なバスタイムを過ごせます。

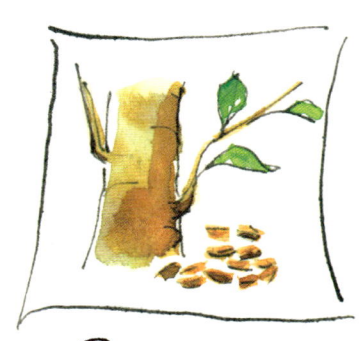

パチュリ

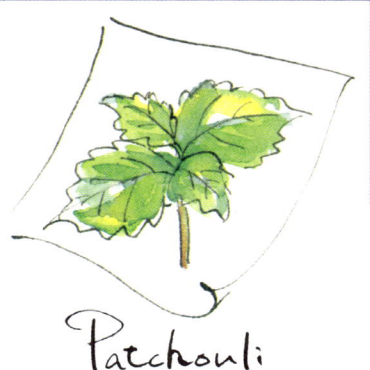

学　　名：Pogostemon cablin、Pogostemon patchouli
科　　名：シソ科
主 産 地：インド、マレーシア、ミャンマー
抽出部分：葉　　　　　抽出方法：水蒸気蒸留法
ノ ー ト：ベース　　　ブレンドファクター：3〜5
◎からだへ　食欲抑制、利尿、デオドラント作用
◎心へ　　　落ち着き、判断力、情緒安定作用
◎肌へ　　　抗炎症、細胞成長促進作用
◎その他　　殺真菌、防虫、消毒作用

　パチュリ特有の東洋的な土の香り、あるいは墨汁の香りのようでもあります。心に響く「書」と向き合ったときのような鎮静作用、充実感が得られます。古くから医療分野で解毒に利用され、今も虫よけとして衣類に挟むことも。また、食欲を抑えるとも言われることからダイエットにも向いています。

ベチバー

学　　名：Vetiveria zizanioides
科　　名：イネ科
主 産 地：インド、タヒチ、インドネシア、ハイチ
抽出部分：根　　　　　抽出方法：水蒸気蒸留法
ノ ー ト：ベース　　　ブレンドファクター：1〜3
注 意 点：妊娠初期は使用しない。
◎からだへ　強壮、消化促進、血行促進作用
◎心へ　　　リラックス、鎮静作用
◎肌へ　　　抗炎症作用
◎その他　　抗菌、防虫作用

　大地のようなスモーキーな香りは深いリラックス作用があり、血液の流れを促し、筋肉痛や関節炎の緩和に役立ちます。また香水の香りを長もちさせる役目もあります。抽出部位が根の精油は、温かさ・落ち着き・根気をもたらしてくれます。

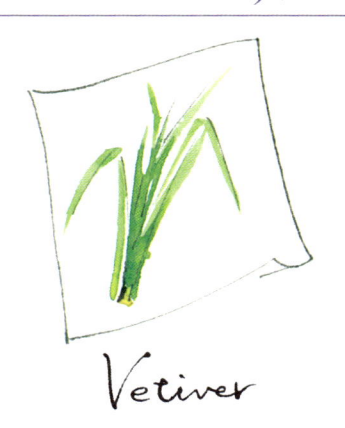

パルマローザ

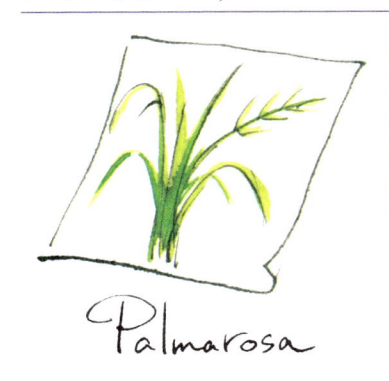

学　　名：Cymbopogon martinii
科　　名：イネ科
主 産 地：インド、インドネシア、ベトナム
抽出部分：葉　　　　　抽出方法：水蒸気蒸留法
ノ ー ト：トップ〜ミドル　ブレンドファクター：3
注 意 点：妊娠中は使用しない。
◎からだへ　感染症予防、解熱、抗ウイルス、抗菌作用
◎心へ　　　情緒安定作用
◎肌へ　　　水分・皮脂バランス調整作用

　やさしく刺激のない香りで、どこかバラを連想させますが、発熱時には抗菌・抗ウイルス作用があり、感染症予防に役立ちます。肌への作用は水分、皮脂分泌のバランスをとり、乾燥や老化防止に作用するなど利用範囲の広い精油です。

気持ちを落ち着かせる香りは、昔から厳かな儀式に利用されてきました。粘性のある樹脂から採るため、抽出までの手間はかかりますが、濃厚な香りは長時間続きます。乾燥肌のスキンケアにも向いています。

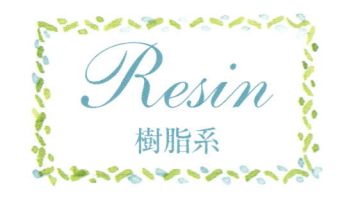

Resin 樹脂系

フランキンセンス（乳香／オリバナム）

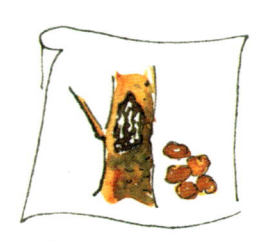

紀元前から宗教儀式の薫香に用いられてきた、厳かな芳香。心身の浄化に優れ、不安や哀しみを和らげます。皮膚細胞の活性化により、老化肌のシワ、たるみを改善するなど「若がえりの精油」とも言われます。呼吸器系に働きかけて鼻風邪・咳・痰・喉頭炎を緩和します。

学　　名：Boswellia carterii、Boswellia thurifera
科　　名：カンラン科
主産地：ソマリア、エチオピア、イラン
抽出部分：樹脂
抽出方法：水蒸気蒸留法
ノート：ベース
ブレンドファクター：3
◎からだへ　鎮痛、消化促進、利尿、子宮強壮作用
◎心へ　　　鎮静、抗うつ作用
◎肌へ　　　収斂、皮膚細胞再生促進作用
◎その他　　消毒作用

ベンゾイン（安息香 あんそくこう）

学　　名：Styrax benzoin（スマトラ）、Styrax tonkinensis（シャム）
科　　名：エゴノキ科
主産地：タイ、インドネシア、ベトナム
抽出部分：樹脂
抽出方法：有機溶剤抽出法
ノート：ベース
ブレンドファクター：4
注意点：集中力を要するときは使用しない。まれに肌刺激あり。
◎からだへ　安眠、利尿、血行促進作用
◎心へ　　　鎮静、ストレス緩和作用
◎肌へ　　　保湿、収斂、皮膚細胞再生促進作用

甘いバニラの香りで別名「安息香」。イライラを予防し、心を穏やかにします。育児中、自分が子どもに辛く当たるようなことがあると感じたときや、子どものいじめ予防としてベンゾインの香りは役立つかもしれません。あかぎれやかゆみ、固くなった肌を柔軟にし、呼吸器系の痛み、膀胱炎の緩和にも。

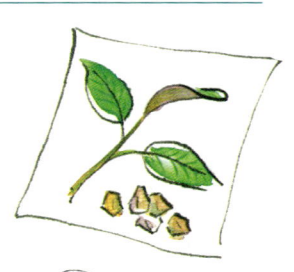

ミルラ（没薬／マー）

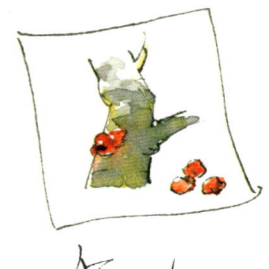

古代エジプトのミイラ作りでは防腐剤として使われていました。免疫力アップと浄化作用により、呼吸器系の痛み、下痢、胃酸過多の緩和、肌の炎症や消臭にも使います。新約聖書の中では三賢人からイエスへの贈り物として、乳香、黄金と共に並び称せられ、昔から貴重な香料でした。

学　　名：Commiphora myrrha、Commiphora abyssinica
科　　名：カンラン科
主産地：エジプト、ソマリア、モロッコ
抽出部分：樹脂
抽出方法：水蒸気蒸留法
ノート：ベース
ブレンドファクター：3〜4
注意点：妊娠中、生理中は使用しない。
◎からだへ　強壮、健胃、発汗作用
◎心へ　　　鎮静作用
◎肌へ　　　抗炎症、殺菌、抗酸化作用
◎その他　　殺菌、殺真菌作用

刺激がありますが、使用量を控えめにすれば、ブレンドの名脇役となりえる精油です。代謝や血行を良くして、からだを温める精油なので、風邪のひきはじめや、筋肉痛に活用できます。

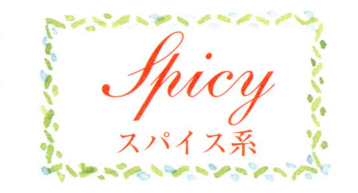

Spicy スパイス系

ジンジャー

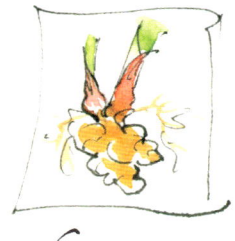

おなじみのショウガ。食用では料理やお菓子作りにも一般的ですが、精油としてはスパイシーな鋭い香りが解毒に優れ、からだに活力を与えます。からだが温まるので汗が出て、風邪や胃の不調に役立ちます。筋肉や関節の痛みも緩和します。

学　　名：Zingiber officinale
科　　名：ショウガ科
主 産 地：中国、インド
抽出部分：根茎
抽出方法：水蒸気蒸留法
ノート：ミドル
ブレンドファクター：5
注 意 点：肌刺激あり。
◎からだへ　捻挫などの回復、保温、便通、解毒、発汗、鎮痛作用
◎心へ　　　記憶力アップ、精神疲労回復、催淫作用
◎その他　　殺菌作用

ブラックペッパー

学　　名：Piper nigrum
科　　名：コショウ科
主 産 地：インド、マレーシア、マダガスカル
抽出部分：果実
抽出方法：水蒸気蒸留法
ノート：ミドル
ブレンドファクター：3～4
注 意 点：常用しない。まれに肌刺激あり。
◎からだへ　捻挫などの回復、保温、強壮、解熱、健胃、鎮痛、血行促進作用
◎心へ　　　リフレッシュ、強心作用
◎肌へ　　　抗炎症作用
◎その他　　抗ウイルス、抗菌作用

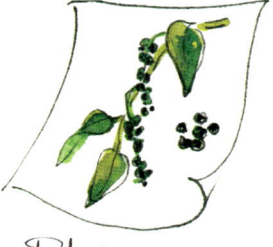

独特のピリッとした芳香は、ほかの精油とブレンドした際、できあがりの香りに新風を吹き込む、不思議な魅力をもち合わせています。刺激が強いので少量にとどめるのがブレンドのコツです。血行を促進し、消化器官を活発にし、全身に活力を与えます。

ナツメグ

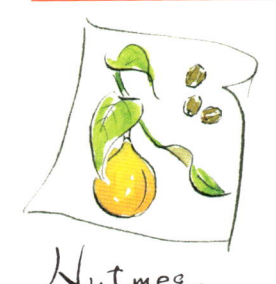

温かみのあるスパイシーな香りは、食用では香辛料としてなじみ深いものです。消化器系の働きを促し、ガスの排出・吐き気・口臭・便秘を予防します。心臓に働き、血行を改善するので、総じて「元気をつける精油」と言えるでしょう。

学　　名：Myristica fragrans
科　　名：ニクズク科
主 産 地：モルッカ諸島、ペナン、ジャワ
抽出部分：種子
抽出方法：水蒸気蒸留法
ノート：トップ
ブレンドファクター：3
注 意 点：妊娠中は使用しない。まれに肌刺激あり。
◎からだへ　強壮、健胃、鎮痛、分娩促進、通経作用
◎心へ　　　活発化、リフレッシュ作用
◎その他　　ヘアケア

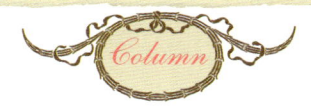

香り袋を手作りしましょう

　ハーブを利用して端切れで作れる香り袋です。ラベンダーでリラックス、ペパーミントでリフレッシュなど使い分けできるのも便利。選び方によっては人に心地よく、虫が嫌う香りもあり、安全な防虫剤の役目もします。化学薬品の殺虫剤の使用は、未来の地球環境のために避けましょう。

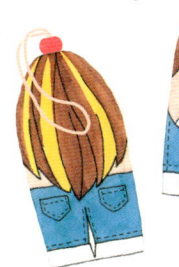

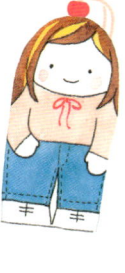

ラベンダーの香りの携帯ストラップ

　疲れたとき、いつでも香りがそばにあるなんてうれしいですね。布に簡単なイラストを描いて、縫い合わせるだけ。身近な動物にアレンジしたりして、親子で楽しく作れます。

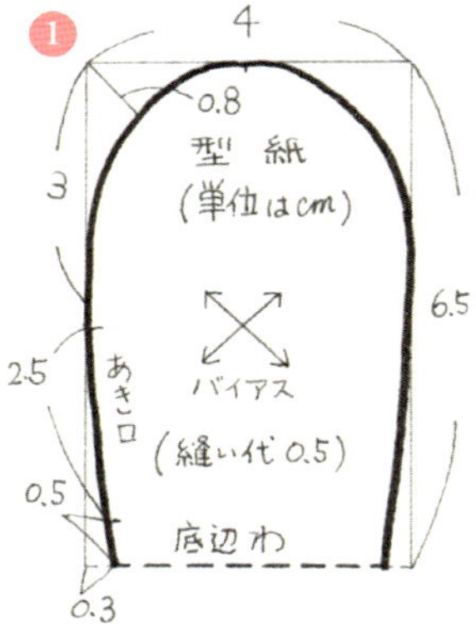

材料

- シーチング（未晒しコットン）11cm×11cm・縫い糸　少々
- ストラップコード　23cm・ストラップが通るビーズ　1個
- ラベンダーのドライハーブ　大さじ2杯・耐水性1.0mm黒ペン
- 筆タイプの耐水性カラーペン数色（油性ペンはにじむため使いません）

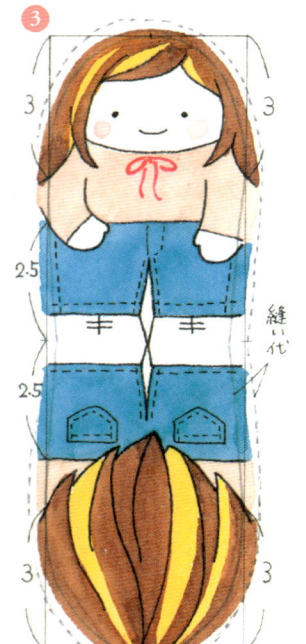

作り方

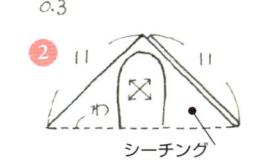

1. ボール紙で型紙を作ります。
2. 型紙をバイアスにあて、布を切ります。同じく型紙をあてイラストラフ用の紙も切り、ラフを描きます。
3. 2のラフを手本に、黒ペンで布に輪郭線を本描きします。乾いたらカラーペンで着彩。縫い代まで描き込むのがきれいに仕上げるコツです。
   ※鉛筆で下書きしたり、余り布で色合いを試し描きすると失敗しません。 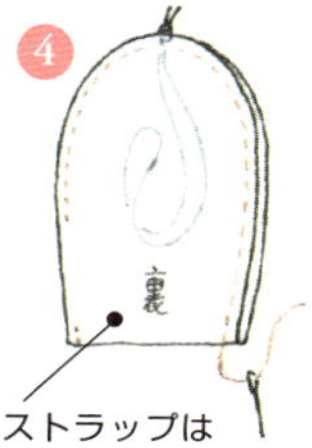
4. ストラップの先をひとつに結び、結び目を左のイラストのように置きます。あき口を残して縫い、表に返して形を整えます。ストラップ部分は返し縫いに。
5. ハーブをぎっしり詰めて糸で閉じます。ストラップにビーズを通して結べば完成です。

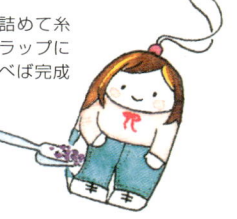

Chapter 3

アロマテラピーを
楽しみましょう

精油をひとつでももっていれば、少しの工夫で
アロマテラピーをいつでもどこでも楽しむことができます。
ここでは、手軽に楽しめるアロマテラピーを紹介します。

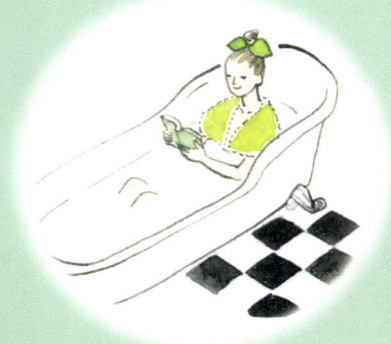

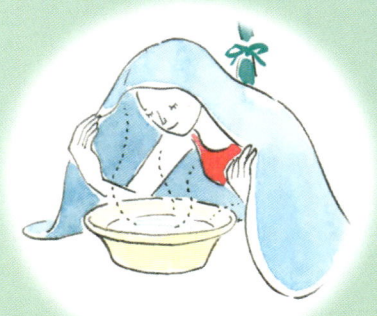

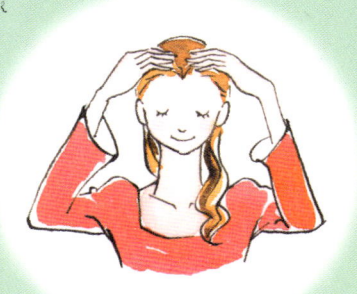

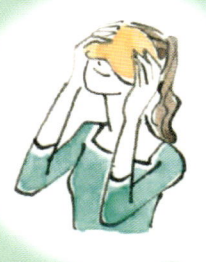

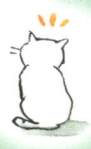

精油の使い方はいろいろ

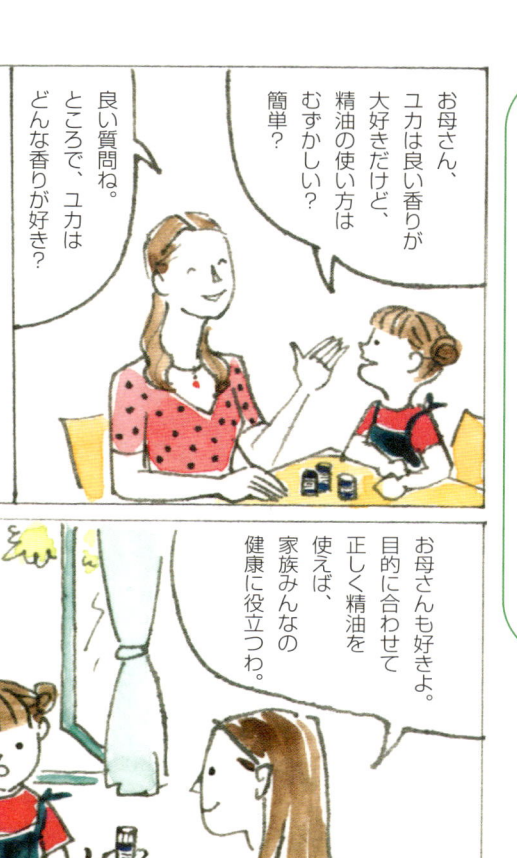

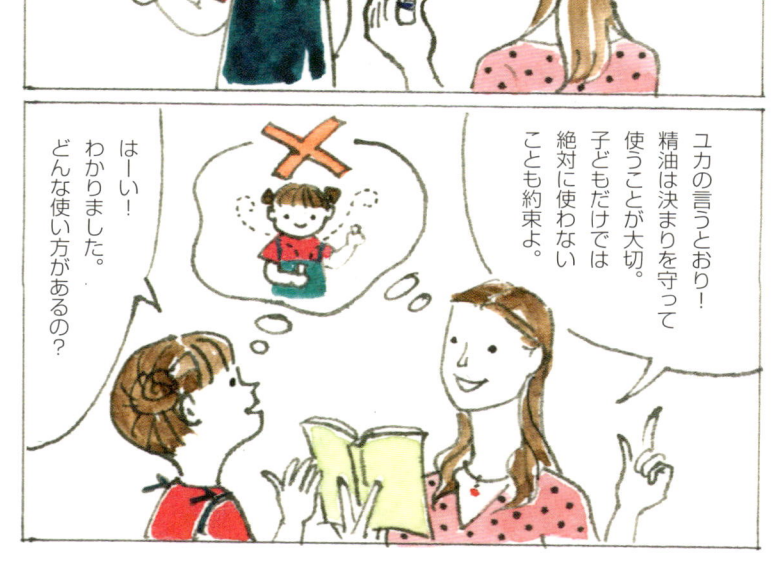

お母さん、ユカは良い香りが大好きだけど、精油の使い方はむずかしい？簡単？

良い質問ね。ところで、ユカはどんな香りが好き？

ラベンダー！

お母さんも好きよ。目的に合わせて正しく精油を使えば、家族みんなの健康に役立つわ。

正しく使うって？ユカはあまりわからないから、ひとりでは使えないね。

ユカの言うとおり！精油は決まりを守って使うことが大切。子どもだけでは絶対に使わないことも約束よ。

はーい！わかりました。どんな使い方があるの？

アロマテラピーはいろいろな方法で楽しみながら、家族みんなの健康に役立ちます。

44

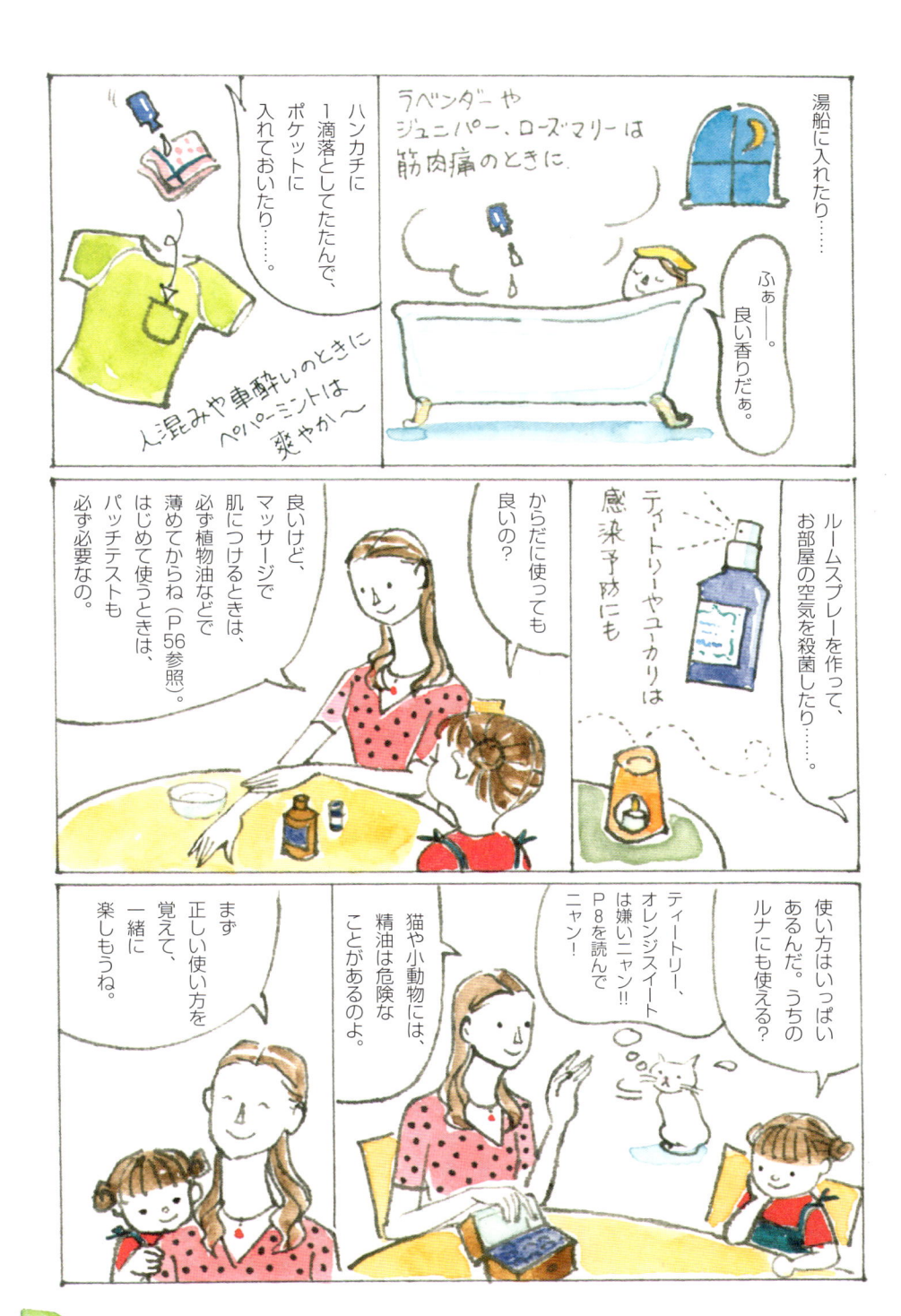

45　*Chapter 3*　アロマテラピーを楽しみましょう

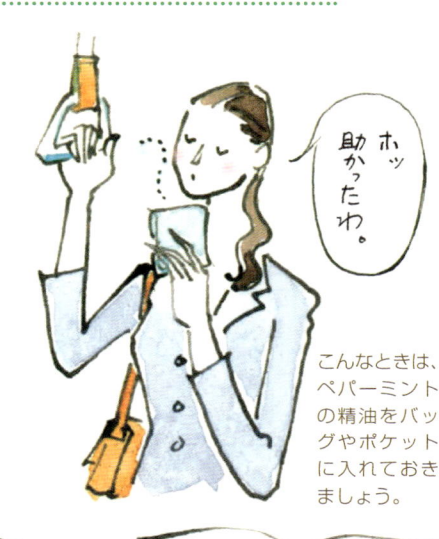

ハンカチやティッシュで

芳香浴

精油の香りを鼻から吸入して神経に働きかけるのが芳香浴。手軽な方法ですが、そのシチュエーションは豊富。ひとりで楽しんだり、家族でリラックスしたり、そのときどきで使い分けましょう。

通勤ラッシュの車内で気分が優れないときは、精油を染み込ませたハンカチを鼻に近づけて香りを吸い込むと気分がスッキリ。香りの作用が全身をめぐり、心身のバランスを取り戻します。

ホッ助かったわ。

こんなときは、ペパーミントの精油をバッグやポケットに入れておきましょう。

方法

ハンカチやティッシュ、コットンに精油を1〜2滴染み込ませて吸入するだけでOK。

大事な打ち合わせの前なら、ポジティブになれるローズマリーやオレンジスイートの精油もオススメです。

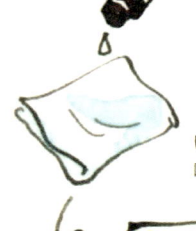

doki doki

いざというとき心強い味方になってくれます。

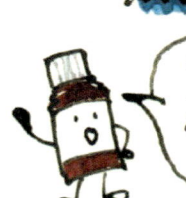

精油によってはシミが残ることもあるので注意してください。

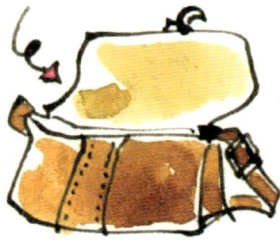

マグカップで

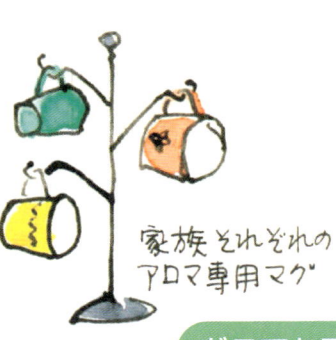

方法

マグカップにお湯を入れます。そこに精油を1～2滴落として鼻を近づけ、香りを吸入します。オフィスや旅先で、お気に入りの精油が1本あればすぐにできます。

家族それぞれの
アロマ専用マグ

どこでもアロマ

いつもポーチに
忍ばせてある
精油ボトルは
心強いお守り
みたいです。

必ず目を閉じて
おこなってください。

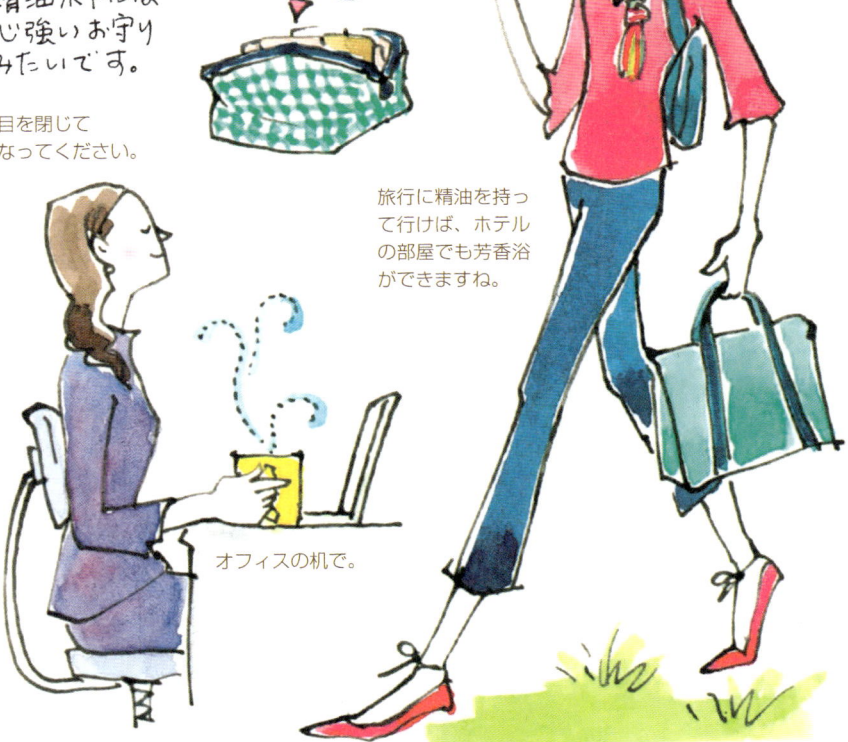

旅行に精油を持って行けば、ホテルの部屋でも芳香浴ができますね。

オフィスの机で。

Chapter 3　アロマテラピーを楽しみましょう

オイルウォーマーで

アロマポットとも言い、誰もが最初にそろえるのがこのオイルウォーマーのようです。簡単ですが火を使うので、そばから離れないようにしましょう。

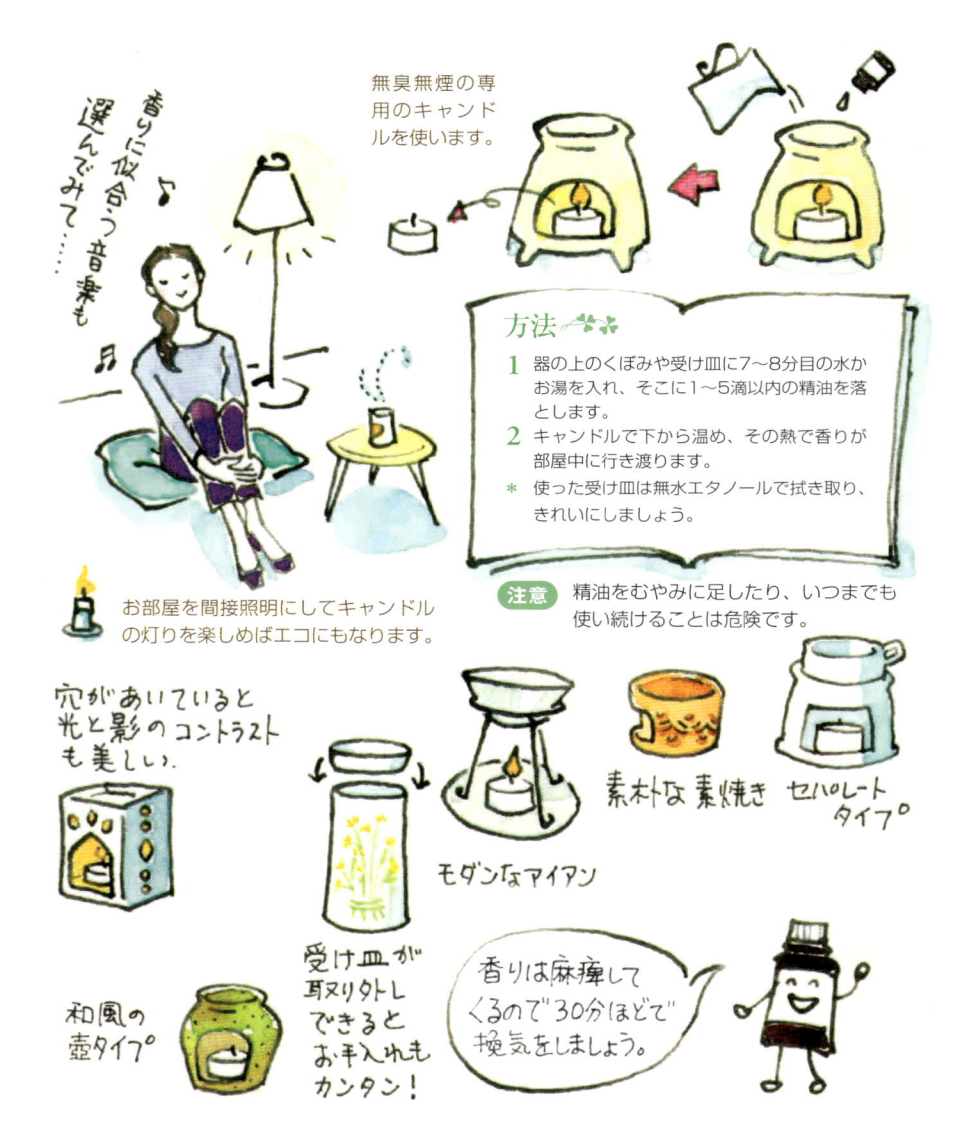

香りに合う音楽も選んでみて……

無臭無煙の専用のキャンドルを使います。

方法

1. 器の上のくぼみや受け皿に7〜8分目の水かお湯を入れ、そこに1〜5滴以内の精油を落とします。
2. キャンドルで下から温め、その熱で香りが部屋中に行き渡ります。
* 使った受け皿は無水エタノールで拭き取り、きれいにしましょう。

注意 精油をむやみに足したり、いつまでも使い続けることは危険です。

お部屋を間接照明にしてキャンドルの灯りを楽しめばエコにもなります。

穴があいていると光と影のコントラストも美しい。

モダンなアイアン

素朴な素焼き

セパレートタイプ

和風の壺タイプ

受け皿が取り外しできるとお手入れもカンタン！

香りは麻痺してくるので30分ほどで換気をしましょう。

アロマライト、ディフューザーで

アロマライト

精油を2〜5滴落とします。

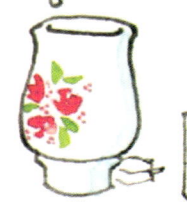

さまざまな種類があるので、環境に合ったタイプを選んで。

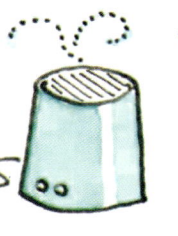

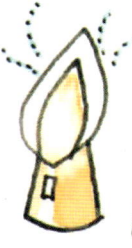

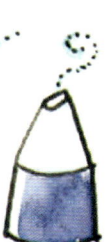

ディフューザー

アロマライトは、コンセントに差し込んで電球の熱で精油を温めます。ディフューザーは、空気圧によって精油の粒子を空気中に拡散します。広い空間に向いていて、熱を加えないので微妙な香りもそのまま楽しめます。そのほか、ファンの回転で風によって拡散するタイプなどもあります。

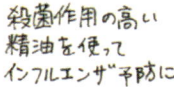

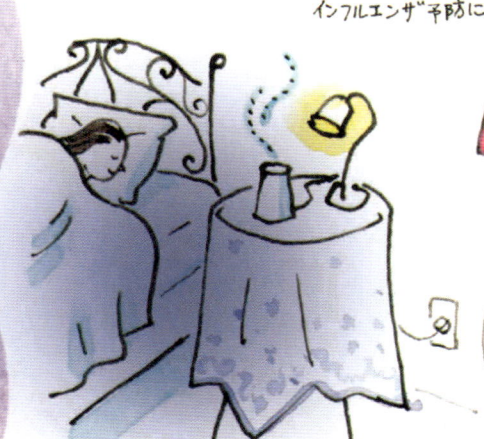

殺菌作用の高い精油を使ってインフルエンザ予防に。

子どもたちがいても、火の心配がありません。

機種ごとに扱い方は異なるので取扱説明書の指示に従ってください。

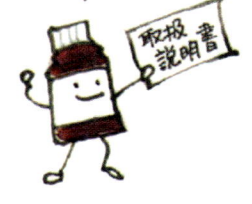

寝室でも安心してそのまま眠れます☆

Chapter 3　アロマテラピーを楽しみましょう

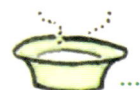

フェイシャルスチーム

蒸気を顔に当てて、鼻と口から精油の芳香成分を取り入れる吸入方法です。肌にうるおいを与えつつ、毛穴が開くのでデトックス効果もあります。

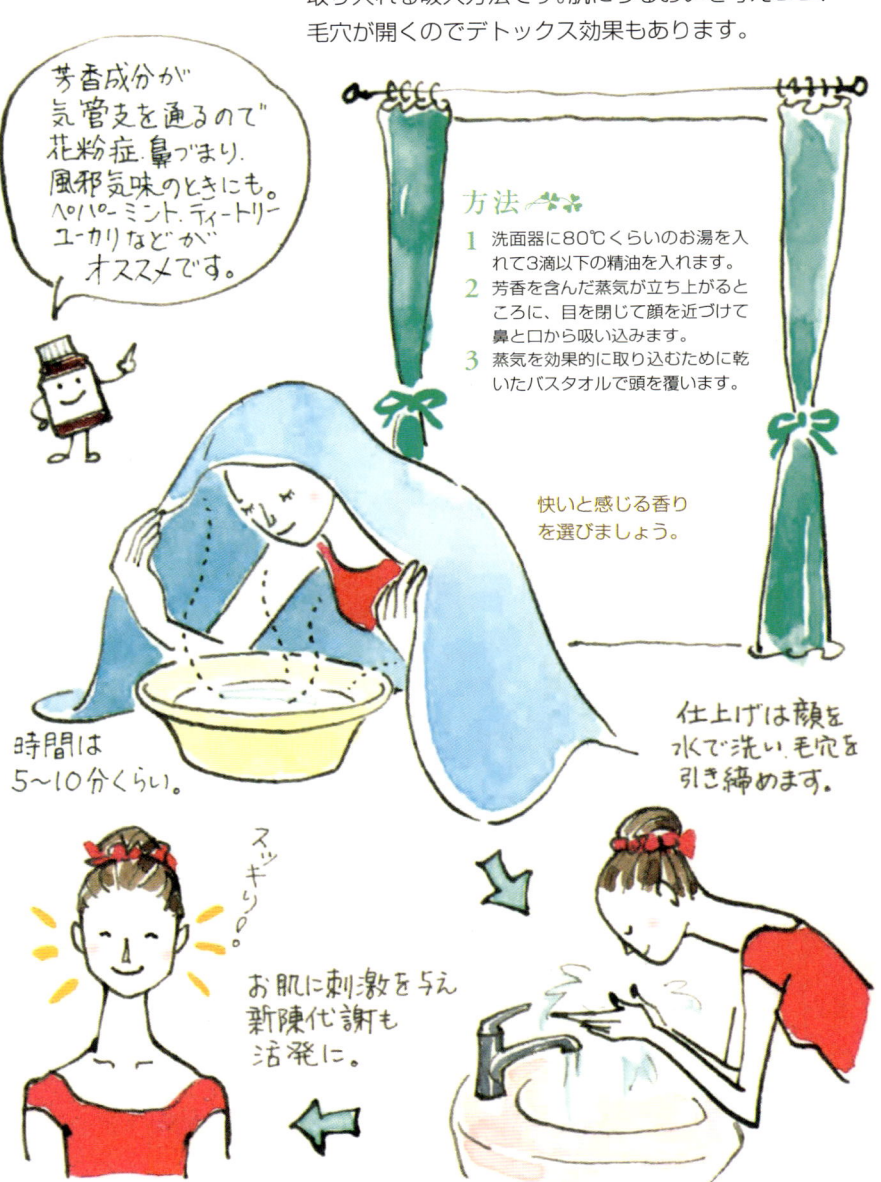

芳香成分が気管支を通るので花粉症、鼻づまり、風邪気味のときにも。ペパーミント、ティートリー、ユーカリなどがオススメです。

方法

1. 洗面器に80℃くらいのお湯を入れて3滴以下の精油を入れます。
2. 芳香を含んだ蒸気が立ち上がるところに、目を閉じて顔を近づけて鼻と口から吸い込みます。
3. 蒸気を効果的に取り込むために乾いたバスタオルで頭を覆います。

快いと感じる香りを選びましょう。

時間は5〜10分くらい。

仕上げは顔を水で洗い、毛穴を引き締めます。

スッキリ。

お肌に刺激を与え新陳代謝も活発に。

アロマキャンドル＆インセンス

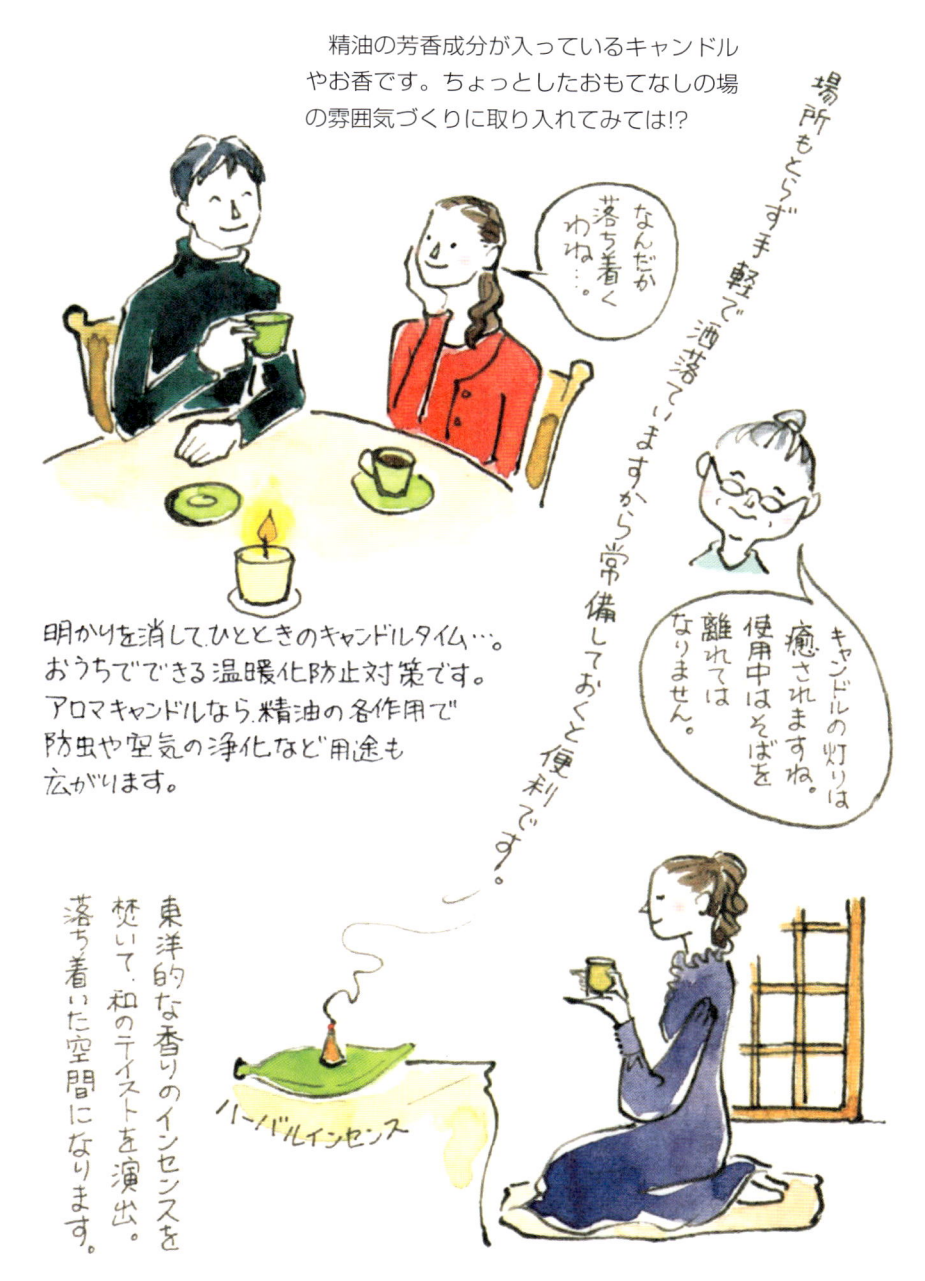

精油の芳香成分が入っているキャンドルやお香です。ちょっとしたおもてなしの場の雰囲気づくりに取り入れてみては!?

> なんだか落ち着くわね…。

場所もとらず手軽で洒落ていますから常備しておくと便利です。

明かりを消して、ひとときのキャンドルタイム…。おうちでできる温暖化防止対策です。アロマキャンドルなら、精油の各作用で防虫や空気の浄化など用途も広がります。

> キャンドルの灯りは癒されますね。使用中はそばを離れてはなりません。

東洋的な香りのインセンスを焚いて、和のテイストを演出。落ち着いた空間になります。

ハーバルインセンス

Chapter 3　アロマテラピーを楽しみましょう

全身浴

入る直前に精油を最高5滴まで、浴槽に入れて混ぜるのが一般的です。浴槽内の精油はほとんどお湯の表面に浮くため肌への吸収はわずかですが、立ちのぼる芳香成分の吸入や、入浴のリラックス感の相乗効果が期待できます。

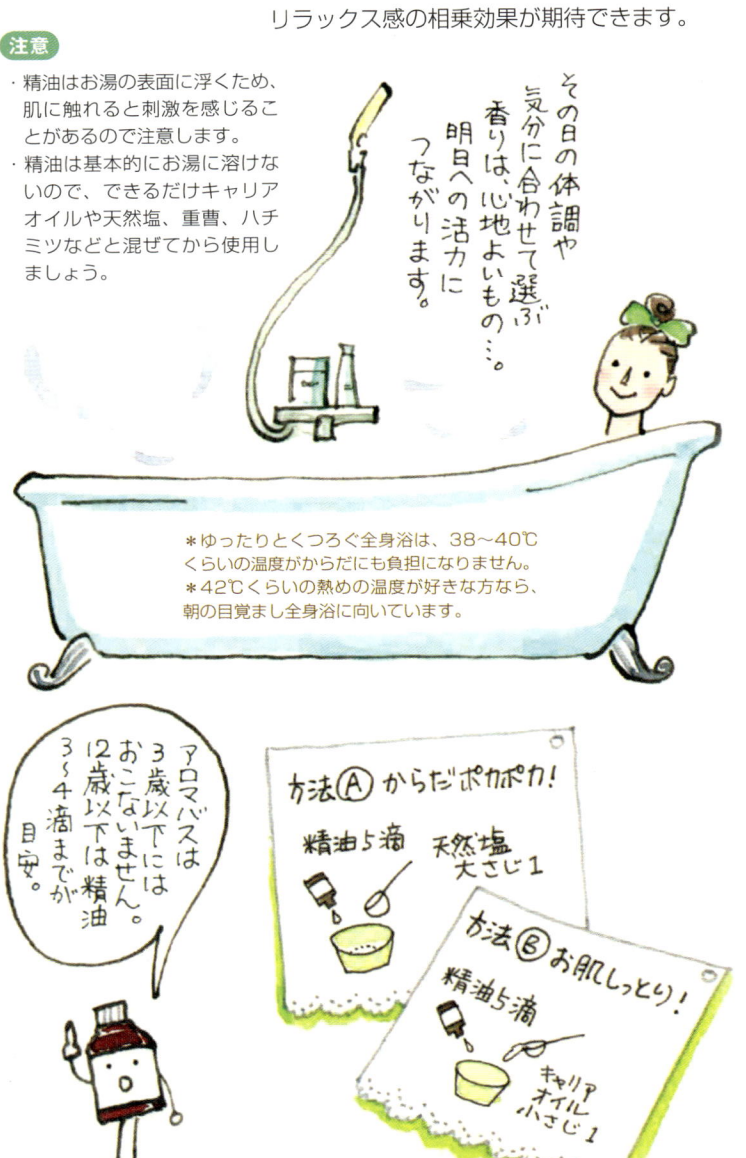

注意
- 精油はお湯の表面に浮くため、肌に触れると刺激を感じることがあるので注意します。
- 精油は基本的にお湯に溶けないので、できるだけキャリアオイルや天然塩、重曹、ハチミツなどと混ぜてから使用しましょう。

その日の体調や気分に合わせて選ぶ香りは、心地よいもの…。明日への活力につながります。

＊ゆったりとくつろぐ全身浴は、38〜40℃くらいの温度がからだにも負担になりません。
＊42℃くらいの熱めの温度が好きな方なら、朝の目覚まし全身浴に向いています。

アロマバス

バスタイムを利用する方法や、手軽な部分浴法があります。浴槽や洗面器から蒸気となって立ちのぼる成分は、鼻から脳、気管支から肺へとめぐります。目的に応じて家族でアロマバスを楽しみましょう。

アロマバスは3歳以下にはおこないません。12歳以下は精油3〜4滴までが目安。

方法Ⓐ からだポカポカ！
精油5滴　天然塩大さじ1

方法Ⓑ お肌しっとり！
精油5滴　キャリアオイル小さじ1

半身浴

浴槽にみぞおちの下あたりまで浸かる程度のお湯を張り、そこに精油を4滴混ぜて入浴する方法です。お湯はぬるめの38℃くらい。心臓に負担がかからず、のぼせにくいので30分ほど時間をかけて入浴することができます。冬は肩にタオルをかけて、冷えないように注意。やがてジワジワとからだの芯から温まり、汗がふき出てきます。冷え性の改善や発汗、新陳代謝アップを促します。

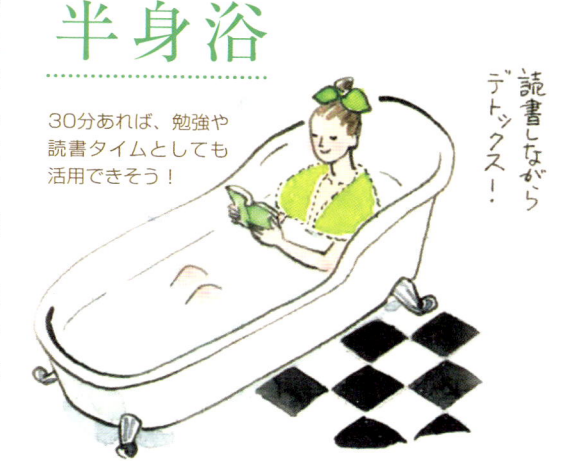

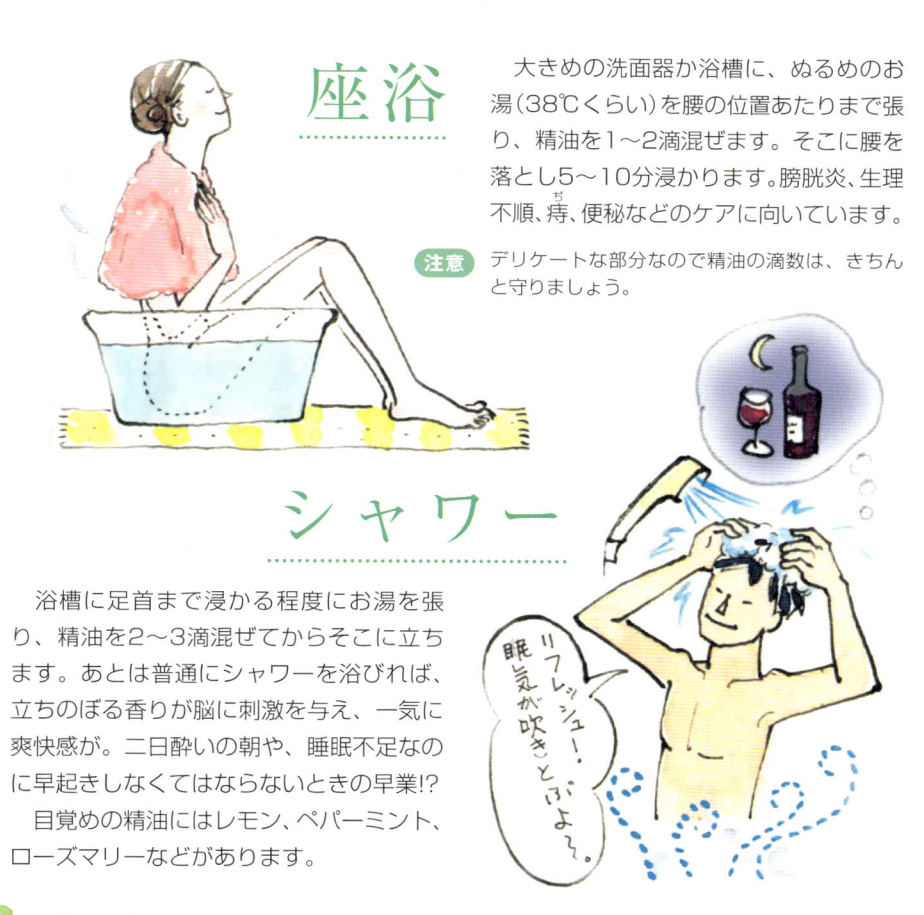

30分あれば、勉強や読書タイムとしても活用できそう！

読書しながらデトックス～・

座浴

大きめの洗面器か浴槽に、ぬるめのお湯（38℃くらい）を腰の位置あたりまで張り、精油を1～2滴混ぜます。そこに腰を落とし5～10分浸かります。膀胱炎、生理不順、痔、便秘などのケアに向いています。

注意　デリケートな部分なので精油の滴数は、きちんと守りましょう。

シャワー

浴槽に足首まで浸かる程度にお湯を張り、精油を2～3滴混ぜてからそこに立ちます。あとは普通にシャワーを浴びれば、立ちのぼる香りが脳に刺激を与え、一気に爽快感が。二日酔いの朝や、睡眠不足なのに早起きしなくてはならないときの早業!?

目覚めの精油にはレモン、ペパーミント、ローズマリーなどがあります。

リフレッシュ～・眠気が吹きとぶよ～。

Chapter 3　アロマテラピーを楽しみましょう

手浴 （ハンドバス）

手荒れのケアだけでなくパソコンやペンで疲れた指、手首、肩こりも、ラクになります。蒸気も自然に吸い込むので芳香浴も兼ねます。

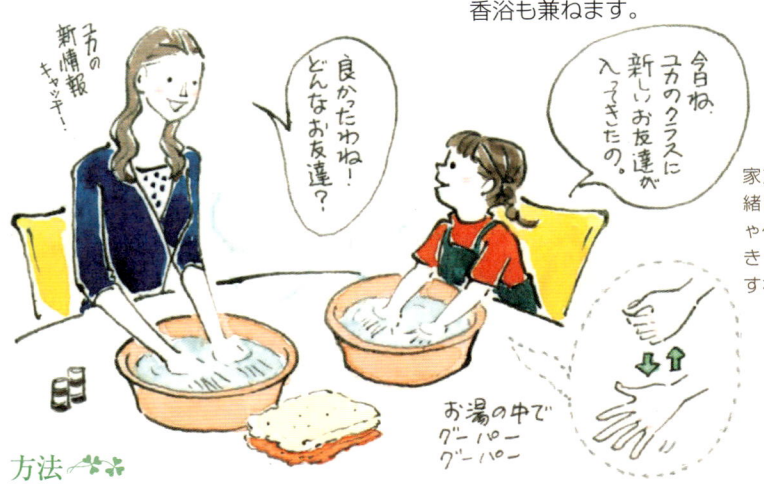

家族や友達と一緒にすればおしゃべりが弾んで、きっと楽しいですね。

方法

洗面器に40℃くらいのお湯を張り、精油を1～2滴混ぜます。そこに両手首まで入れて10分ほど浸けておきます。

膝(ひざ)はバスタオルで覆い、腰かけ慣れたいすやソファを利用します。全身が温まり、ウトウトしてしまうほどの癒しタイムです。

足浴 （フットバス）

方法

大きめの洗面器かバケツに、くるぶしがしっかりかぶる程度の熱めのお湯を入れて精油を3～4滴混ぜます。そこに両足を入れて、20分ほどそのままにします。お湯の温度は42℃くらいの熱めがよく温まります。

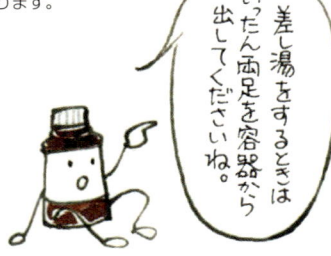

差し湯をするときはいったん両足を容器から出してくださいね。

注意 お湯が冷めたら差し湯をします。

湿布

目の疲れやからだのこり、痛みなどを緩和させるときにその部位に直接タオルを当てる方法です。

温湿布

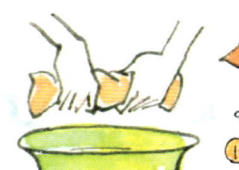

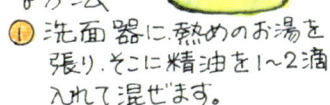

☆方法
① 洗面器に、熱めのお湯を張り、そこに精油を1～2滴入れて混ぜます。
② タオルをそっと浸してから絞ります。
③ まぶたやこりの部分にタオルを当てて、5～10分そのままにしています。タオルが冷めたら②からくり返します。

タオルを当てたらすぐに外側をラップやビニールで覆っておけば、タオルの温度は下がりにくくなります。

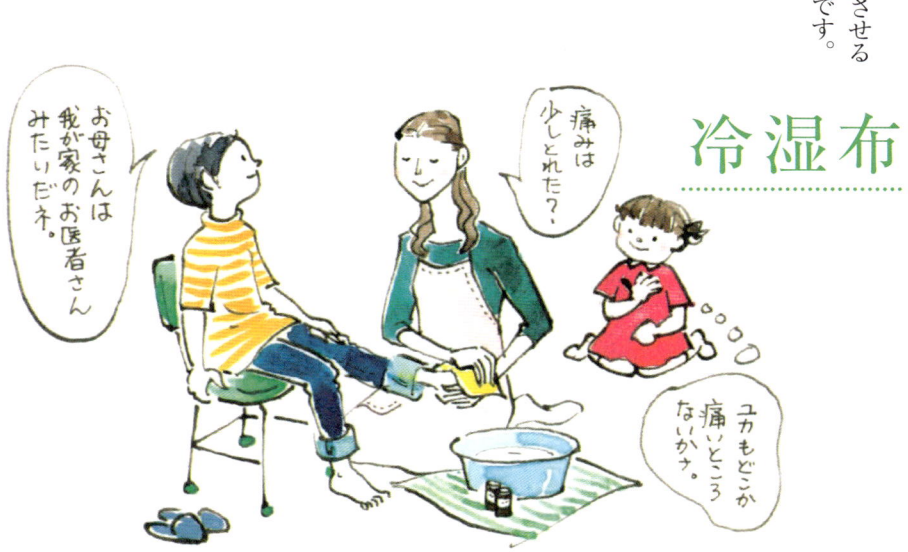

冷湿布

お母さんは我が家のお医者さんみたいだネ。

痛みは少しとれた？

ユカもどこか痛いところないか？

捻挫や打ち身の炎症による痛みの軽減には、冷湿布が向いています。基本は温湿布と同じ方法ですが、冷水でおこないます。夏は湿布がすぐにぬるくなるので、保冷剤をタオルに挟んでも良いでしょう。

Chapter 3　アロマテラピーを楽しみましょう

アロママッサージ

その名のとおり、「香りのマッサージ」です。皮膚から直接、精油の芳香成分を吸収するので、血液やリンパの流れを促し、こりをほぐします。深いリラクセーションが得られるスペシャルケアと言えるでしょう。からだの気になる部分だけでもかまいません。また、入浴後におこなうと、芳香成分がより浸透します。精油は必ずキャリアオイル（植物油）で薄めて、マッサージオイルを作ります。

セルフケアを覚えたら、次はあなたの大切な人にアロママッサージをしてあげて。香りとタッチングで心の絆もさらに深くなりますように。

キャリアオイルはアロマテラピー専門店、デパート、雑貨ショップで扱っています。

リンパってなあに？

リンパとは、全身に張りめぐらされたリンパ管、そこを流れるリンパ液、節々にあるリンパ節のことです。リンパマッサージは老廃物や毒素をリンパ液にのせて排出するデトックスケア。これを取り入れることで、アロママッサージはより効果的なものになります。

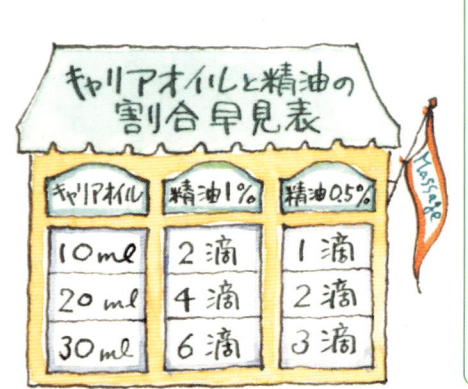

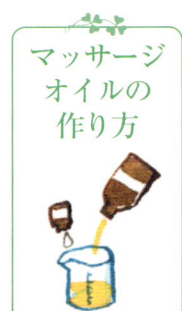

マッサージオイルの作り方

1. キャリアオイル、精油の順にビーカーに入れて混ぜる。
2. 遮光瓶に入れる。
3. 材料と作成日をシールに記入して、容器に貼る。

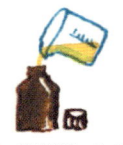

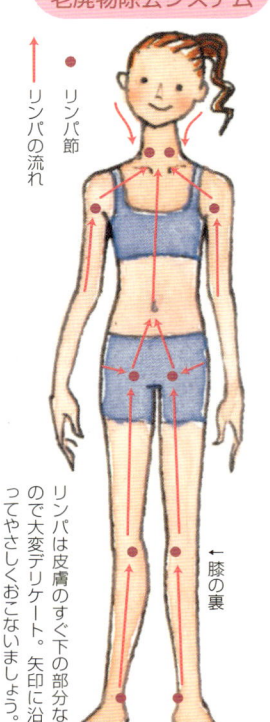

キャリアオイルと精油の割合早見表

キャリアオイル	精油1%	精油0.5%
10ml	2滴	1滴
20ml	4滴	2滴
30ml	6滴	3滴

リンパ節はからだの老廃物除去システム

・リンパ節
← リンパの流れ
← 膝の裏

リンパは皮膚のすぐ下の部分なので大変デリケート。矢印に沿ってやさしくおこないましょう。

マッサージに使うキャリアオイルとは？

精油は例外を除いて原液では使わないため、「キャリアオイル」とよばれる植物の油脂で薄めて肌に浸透させます。キャリアオイルはビタミンやミネラル、リノール酸、オレイン酸など肌に良い成分がいっぱい！ 肌質や目的に合わせて使うと一層効果的です。

単独で使用できるオイル

スイートアーモンドオイル
アーモンドの種子から採れるオイル。保湿効果に優れ肌を柔軟にするため、マッサージや化粧品作りに向く。オレイン酸など栄養も豊富。もっともポピュラーで安価だが、必ず圧搾法で採った化粧品用を選ぶ。比較的酸化しにくいが常温より冷蔵庫保管がベター。（無色）

ホホバオイル
ホホバの種子から採れる液体ワックス。人の皮脂に近い成分なので、肌への浸透力が極めて良く保湿バランスに優れる。すべての肌質対応で顔、全身、ヘアケアに使え、紫外線から肌を守る。酸化しにくく、常温で長期保存が可能。低温で固まるが温めると元に戻り、品質に変わりはない。（無色から黄色の液体ワックス）

マカデミアナッツオイル
マカデミアナッツの種子から採れるオイル。加齢により減少するパルミトレイン酸を高濃度で含んでいるため、老化肌に最適。保湿性、浸透性が良く紫外線から肌を守る。酸化しにくい。（無色から淡黄色）

グレープシードオイル
ブドウの種から採れるオイル。さっぱりしてのびが良く、ボディマッサージに向く。リノール酸が主成分だと酸化しやすいが、ビタミンEを多く含んでいるために比較的酸化しにくい。（淡黄色から黄色）

アプリコットカーネルオイル
西洋アンズの種子から採れるオイル。オレイン酸やビタミンA、Eを含み、サラリとして滑らかに伸びるので、敏感肌や老化肌のフェイシャルマッサージに最適。常温保管は酸化しやすいため、冷蔵庫保管がベター。（淡黄色）

アボカドオイル
アボカドの種子を冷搾したオイル。オレイン酸、パルミチン酸、ビタミンEなど栄養価が高い。肌を柔軟にするため、乾燥肌、老化肌のスキンケアに最適。日焼け肌・シワ・妊娠線予防、オムツかぶれにも。粘性と独特なにおいがある。比較的酸化しにくい。（濃い緑色）

ほかのオイルに10％ほどブレンドして使用するオイル

ローズヒップオイル
バラ科のドッグローズの実から採れるオイル。α-リノレン酸を多く含み、皮膚細胞の再生を促すため、おもにフェイシャル用として使われる。天然の美容液とも言われ、値段は高め。酸化しやすい。（黄金色）

月見草オイル（イブニングプリムローズ）
月見草の種子から採れるオイル。γ-リノレン酸を含み、皮膚トラブルの炎症を抑えて肌にうるおいを与える。ホルモン分泌を整えて生理中の肌荒れ、イライラやアレルギー肌にも良い。非常に酸化しやすい。（淡黄色）

椿オイル（カメリア）
椿の種子から採れるオイル。日本では昔から髪の健康になじみ深いが、近年再認識されている。オレイン酸が豊富で皮膚への浸透性が高く、保湿効果に優れるほか、紫外線から肌を守る。ヘアケアをはじめ全身にも。酸化しにくい。（淡黄色）

セサミオイル
ゴマの種子から採れるオイル。アーユルヴェーダで有名だが、ベビーマッサージにも使われる。セサモールという成分が特徴で、脂肪組織に蓄積した有害物質を排出する。代謝促進や細胞再生作用に優れ、比較的酸化しにくい。食用ゴマ油は使用不可。（淡黄色）

小麦胚芽オイル（ウィートジャーム）
小麦の胚芽から採れるオイル。ビタミンEが豊富で、血流や新陳代謝を促し皮膚の老化防止に向く。胚芽特有の香ばしいにおいと粘性がある。酸化防止剤としてほかのオイルとブレンドし、オイルのもちを良くすることができる。（琥珀色）

オリーブオイル
オリーブの実から採れるオイル。オレイン酸、ビタミンA、E、Dを含むことから浸透性に優れ、皮膚細胞再生や肌の柔軟化を促す。乾燥肌や老化肌、日焼け、ヘアケア、妊娠線予防に。粘性が高いため、マッサージには向いていない。（淡黄色から淡緑色）

Chapter 3 アロマテラピーを楽しみましょう

セルフケアマッサージ

顔と首のマッサージ

顔のマッサージを効果的にするためには、はじめに首筋のリンパ節の流れを通しておきます。デトックス作用で血色が良くなり、フェイスラインも引き締まります。

- V 軽く叩く
- ● つまむ
- ↑ さする
- ⟲ らせんを描く
- ▲ 押す
- ∧ 揉む

基本的にはさする、揉む、叩く、押すなどありますが、手の平と指先を使い、軽くやさしくマッサージします。1か所につき3〜5回くり返します。

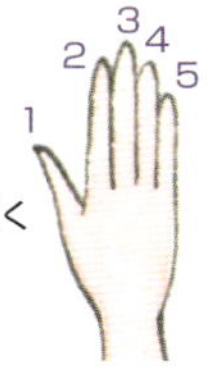

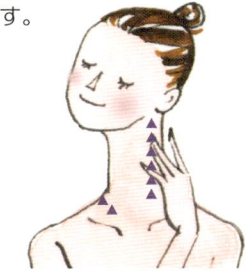

はじめにおこなうリンパマッサージ
3と4の指でそっと押しながら少しずつ移動し、溜まっている老廃物を押し流す気持ちで動かす。鎖骨のくぼみから首筋に沿って喉元までを3回くり返す。次は喉元から鎖骨までを同じように3回くり返す。

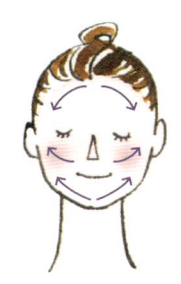

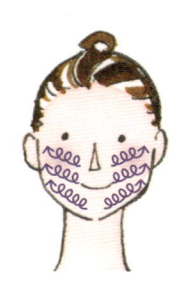

1 顔全体と首に薄くオイルをなじませる。

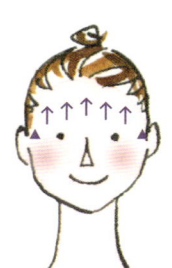

2 3と4の指で額を下から上に向かって撫で上げる。中央から左右に移動して、こめかみをプッシュ。

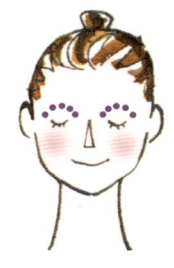

3 眉の生え際から外側に向かって1と2の指でつまんでいく。

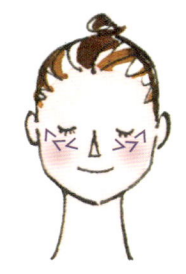

4 3と4の指で目頭から目尻に向かって軽く叩く。

5 両手であご下から耳へ。口角からあごのつけ根へ。小鼻からこめかみへ向かって引き上げるように、らせんを描く。

6 3の指で口の上下を中央から口角に向かってさする。口角を上に意識しながら、手の平であご先から耳の下までゆっくり引き上げる。

7 2の指と手の平が沿うように耳下から首、鎖骨に向かってさする。

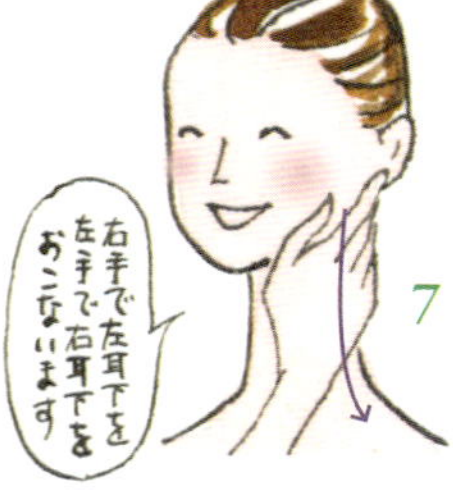

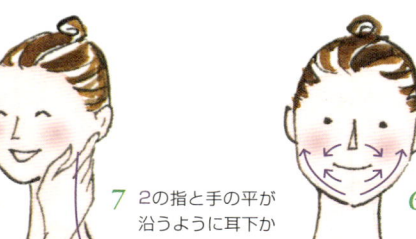

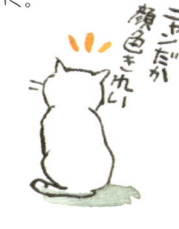

右手で左耳下を左手で右耳下をおこないます

ニャンだか顔色キレイ

58

緊張や疲労で肩こりが慢性化していませんか。放っておくと頭痛や目の痛みの原因になり、悪循環となります。肩こりを感じたら早めにケアを。

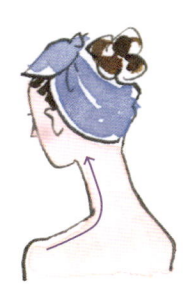

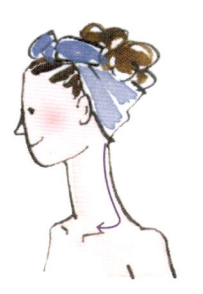

肩のマッサージ

1 手の平にオイルを伸ばし、首の後ろから肩を撫でるように鎖骨のリンパ節に向かう。

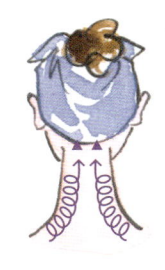

2 肩先から首筋、耳の下まで手の平で強めにさする。

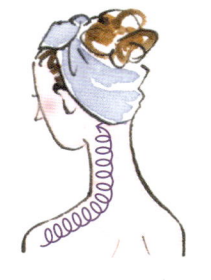

3 2の場所を2〜5の指4本でこするように、らせんを描いていく。

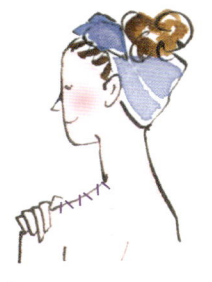

4 肩先に手をまわして、肩先から首のつけ根までの固くなっている筋肉を2〜5の指4本で揉みほぐす。

5 両指234で首の後ろの筋肉をらせん状にやさしくすべらせる。髪の生え際のへこんでいる場所まできたら、ゆっくりと押す。

手の届かない肩胛骨部分はパートナーマッサージ

ゆったりとうつ伏せに寝ます。パートナーは上から肩胛骨を囲むように手根部で8の字を描いてマッサージ。あるいは両手の平と指で肩胛骨のまわりをマッサージ。

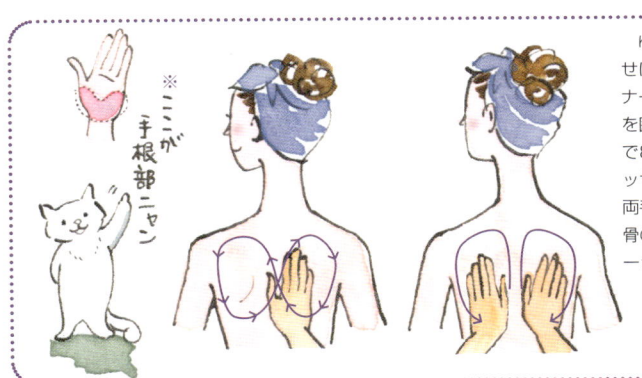

※ここが手根部ニャン

Chapter 3 アロマテラピーを楽しみましょう

頭皮の筋肉の弾力を回復させるマッサージは、顔のたるみ予防にもなります。どこでもできますが、シャンプーのときにマッサージしても良いですね。

頭皮のマッサージ

1 首を上下左右に2回ずつゆっくりと回転させる。

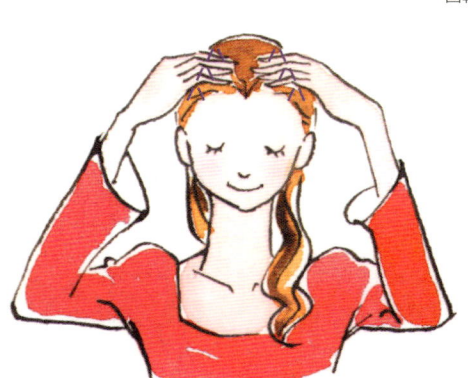

2 両手の指先にオイルをつける。額の生え際から頭頂部に向かって、指の腹で頭皮全体を動かすように揉む。気持ちが良いと感じる力加減で。

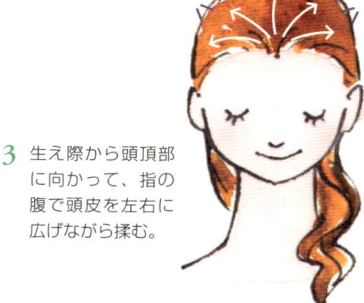

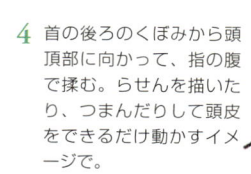

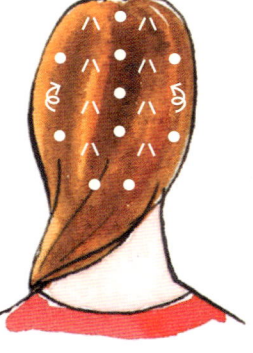

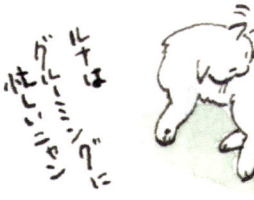

3 生え際から頭頂部に向かって、指の腹で頭皮を左右に広げながら揉む。

4 首の後ろのくぼみから頭頂部に向かって、指の腹で揉む。らせんを描いたり、つまんだりして頭皮をできるだけ動かすイメージで。

ルイはグルーミングに忙しいニャン

60

腕と手のマッサージ

腕から手にかけてのラインは、着こなしを左右するほど目立つところ。手のマッサージは全身に活力を与えます。二の腕に溜まりがちな余分な水分や老廃物は、腕のマッサージで取り除きましょう。

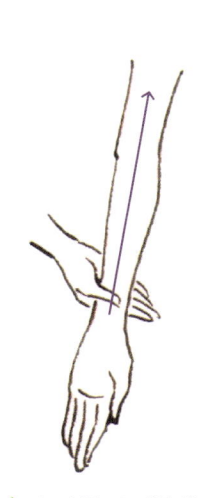

手根部

4 腕の内側に1の指を当てて挟んだら、少し力を入れて手首から肩に向かって引き上げるようにさする。

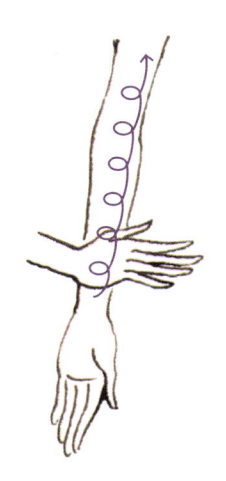

3 腕の内側を手根部でらせん状にさする。

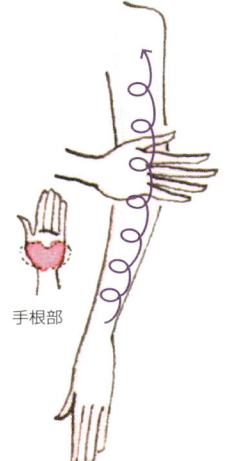

2 1と同じ場所を手根部でらせん状にさする。

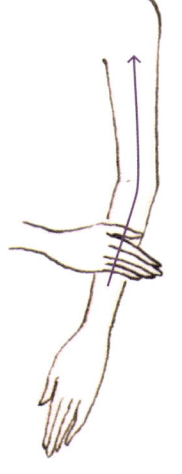

1 手の平にオイルをとって、腕の外側の手首から肩に向かって、手の平と指全体でさすり上げる。

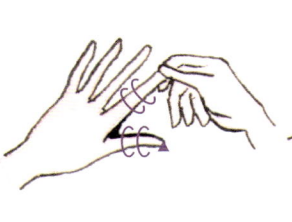

8 指1本ずつをつけ根から指先まで円を描くように揉みほぐし、爪にひと呼吸ほど圧をかけて、引っ張りながら離す。

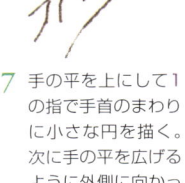

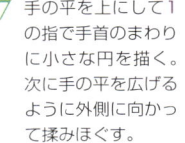

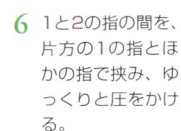

7 手の平を上にして1の指で手首のまわりに小さな円を描く。次に手の平を広げるように外側に向かって揉みほぐす。

6 1と2の指の間を、片方の1の指とほかの指で挟み、ゆっくりと圧をかける。

5 手の甲を、手首に向かって手の平でさする。

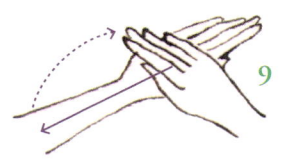

9 手の甲を上にして手首から肘に向かって手の平でゆっくりさすり、手の甲に手の平を静かに当て深呼吸して終わる。

Chapter 3　アロマテラピーを楽しみましょう

おなかのマッサージ

おなかは精神状態に左右されやすいところです。深くゆっくりとした腹式呼吸をしながらやさしくマッサージしましょう。消化器系の働きを整え、生理痛を緩和します。

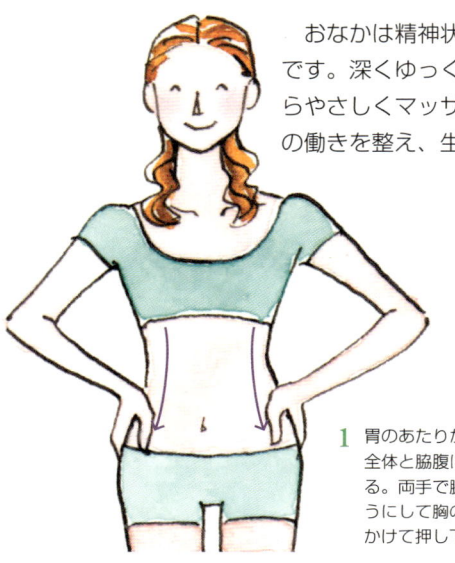

1 胃のあたりから、おなか全体と脇腹にオイルを塗る。両手で脇腹を挟むようにして胸の下から腰にかけて押し下げる。

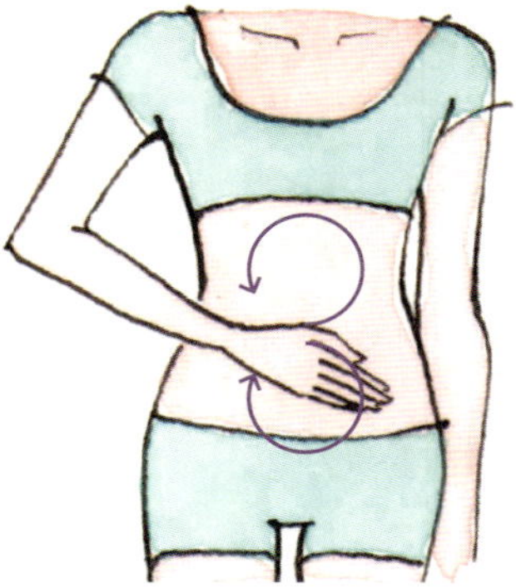

2 手の平でみぞおち部分を反時計まわりに撫でさする。次におへそを中心に時計まわりにさする。

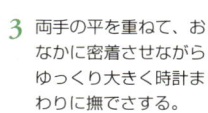

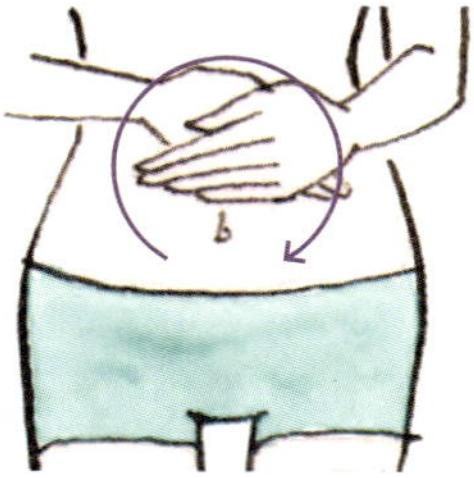

3 両手の平を重ねて、おなかに密着させながらゆっくり大きく時計まわりに撫でさする。

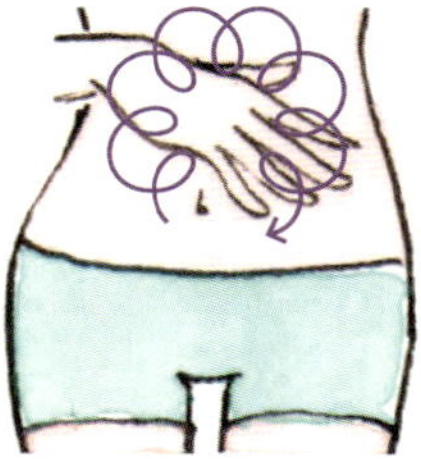

4 手の指先をおなかに密着させ、少し圧をかけながら、らせん状に時計まわりにさする。便秘のときは多めにくり返す。

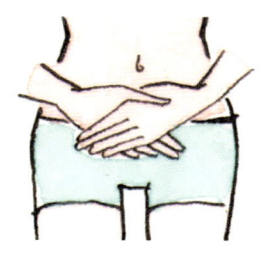

5 両手の平を重ねておへその下にそっと置き、腹式呼吸を意識して終了。

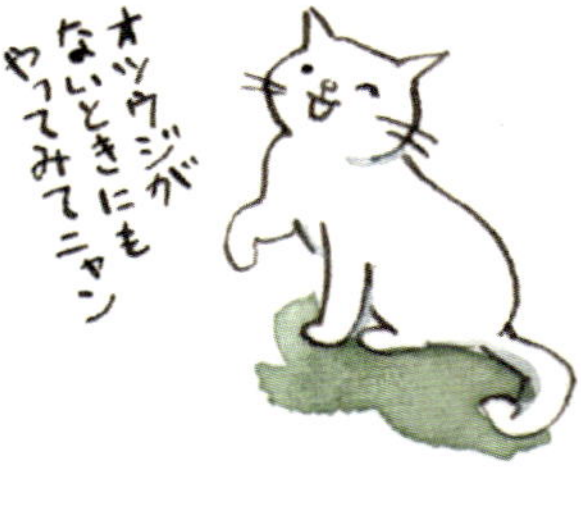

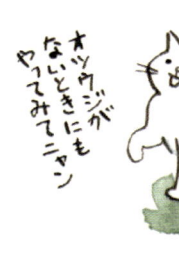

オツウジがないときにもやってみてニャン

腰痛は過度の運動、生理痛、冷え、同じ姿勢を続けることなどによって起こります。ゆっくりとリズミカルに圧をかけていくのがコツで、ひとりでも無理なく続けることができます。

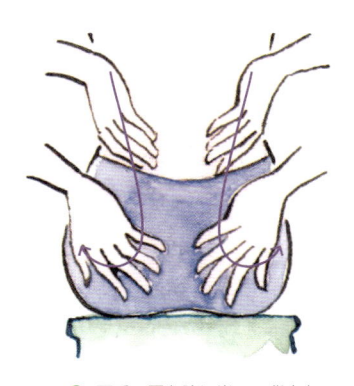

腰のマッサージ

2 両手の平を脇に当て、背中をさするながら下げる。腰まで下げたら指先を扇のように広げて腰全体をすっぽりと支え、そのまま静かに前に向かって圧をかける。

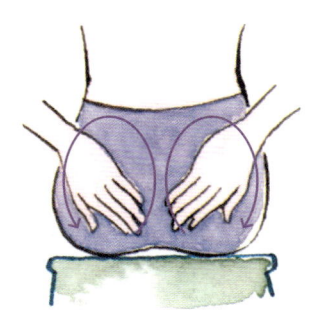

1 背筋を伸ばし、あごを引いてラクに腰かける。両手の平にオイルをつけて指先を尾骨のあたりに置いたら、そのまま両手の平を腰に密着させる。そこから腰の外側に向かって大きく円を描いてさする。

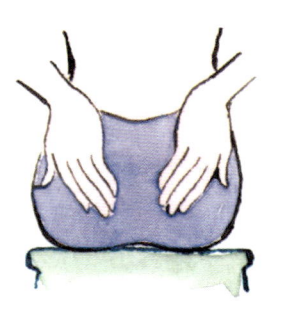

4 腰を手の平で支えながら、腹式呼吸を意識して終了。

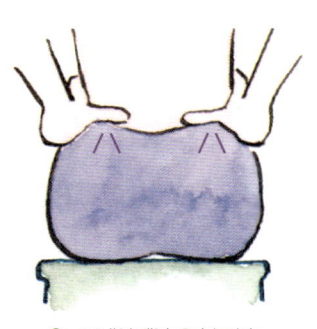

3 1の指を背中の方にまわし、ほかの指は腰の前方にそえて1の指に静かに圧をかける。ゆっくりと揉みほぐす。

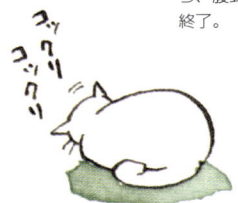

Chapter 3 アロマテラピーを楽しみましょう

脇の下のリンパの流れを改善して新陳代謝を促すことは、バストアップにもつながります。ヒップはデスクワークなどで形が崩れやすく、冷えやむくみによりセルライトができやすい部位。体形保持のためにも、こまめにマッサージしましょう。

バストとヒップのマッサージ

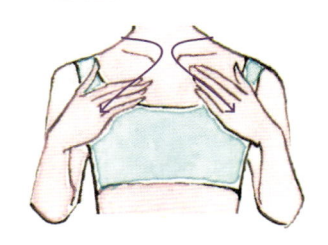

バスト

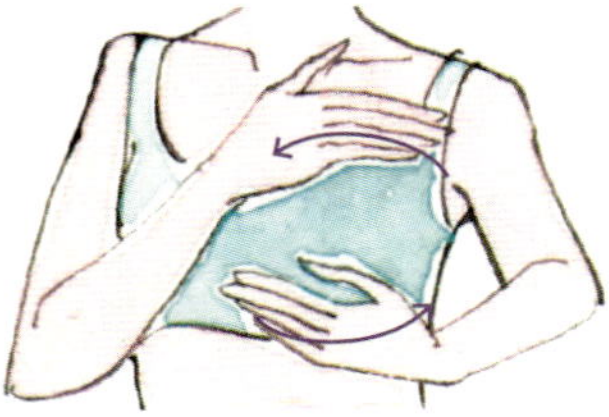

3 右手は左バストの上から内側に寄せるように、左手は左バストの下に当てて内側から上に向かって持ち上げるように、ゆっくり弧を描く。左右各6回。

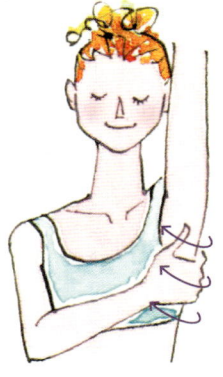

2 左腕を耳にぴったりとつけるように上げる。右手の2〜5の指をそろえて1の指と直角にし、左脇の下を挟んで背中からバストに向かって斜め上に引き寄せる。左右各6回。

1 胸を張り深呼吸をする。オイルを手の平になじませ、鎖骨上から脇に向かって両手でリンパの流れを促すように10回さする。

ヒップ

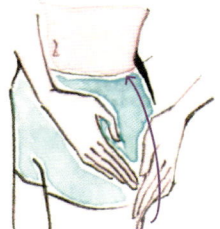

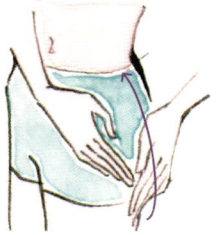

3 ヒップと腿の境目の脂肪を、片方ずつ両手で交互に、下から上にさすり上げる。

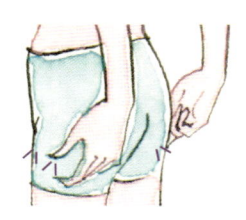

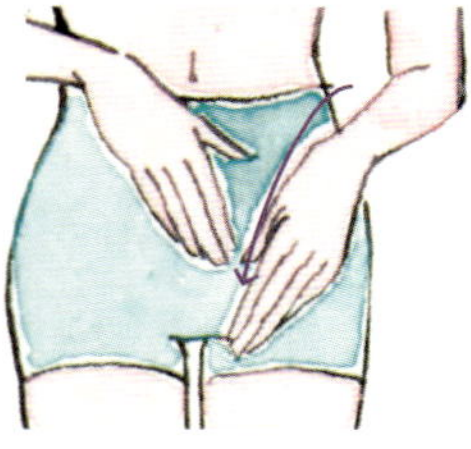

1 ヒップと腿の境目に溜まった脂肪を大きくつまみ、ゆっくり揉みほぐす。

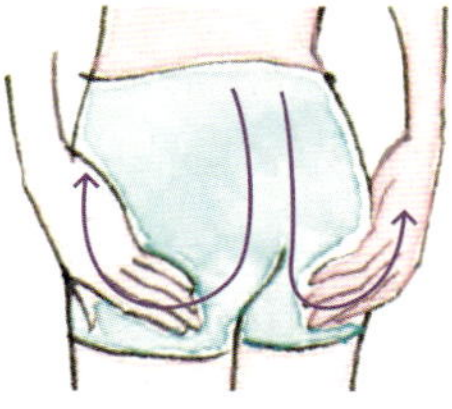

4 腰骨から、脚のつけ根のリンパ節に流し込むようにさする。

2 腰に両手を当て、そのまま下がって腿のつけ根からヒップを持ち上げるように両手でさすり上げる。

脚はからだの中で一番むくみやすい部位です。とくにセルライトの部分は、浴槽内でしっかり揉みほぐしたいもの。お風呂上がりにはアキレス腱まわり、膝裏、脚のつけ根のリンパ節に流し込むようにおこないます。

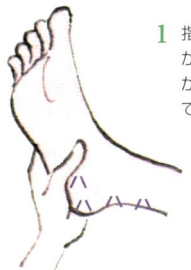

足と脚のマッサージ

1 指にオイルをつけ、かかとから足首にかけて指と手の平で揉みほぐす。

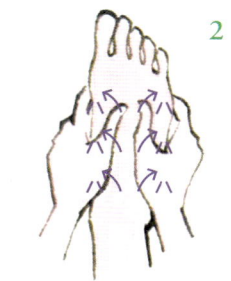

2 両手で足の裏と甲を挟み、甲の中心から両方に割るように揉みほぐす。

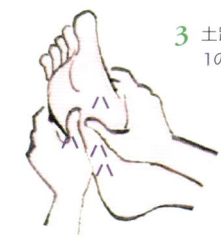

3 土踏まずあたりを1の指で揉む。

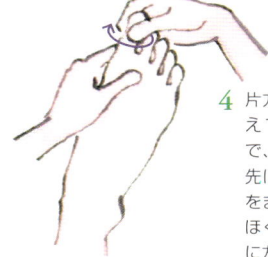

4 片方の手で足を押さえてもう片方の指で、指のつけ根から先に向かって足の指をまわすように揉みほぐす。親指から順に左右おこなう。

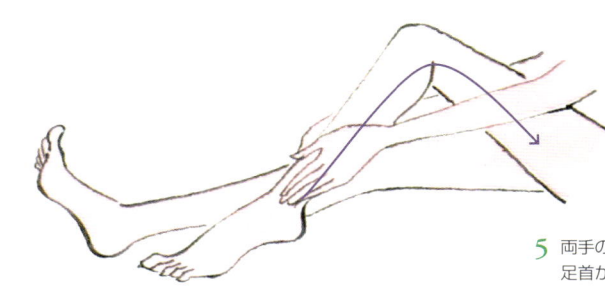

5 両手の平で挟み、密着させながら、足首から膝、腿へとさすり上げる。左右各5回。

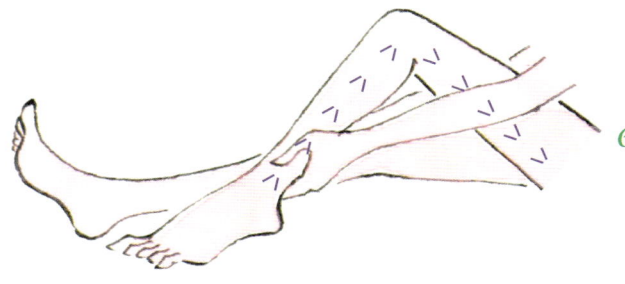

6 両手の1の指と手の平で、足首からふくらはぎ、腿へと揉みほぐす。左右各5回。セルライトが気になる腿などは意識してていねいに揉みほぐす。もう1度、5を静かにおこない、終了。

Chapter 3 アロマテラピーを楽しみましょう

Column

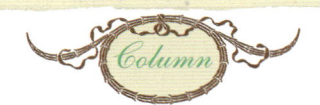

ハーブティーを楽しみましょう

ハーブを入れたガラスのポットに熱いお湯を注いだ瞬間から、ふんわりと癒しの世界が広がります。ハーブティーは色・香り・味が楽しめるうえに食後に飲めば体内に発生する「活性酸素」(P126参照)を除去してくれるうれしいお茶です。ハーブティーで、からだの自然なリズムを整えましょう。

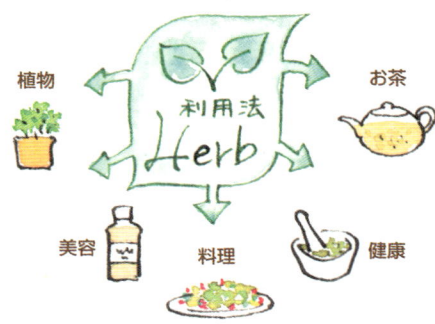

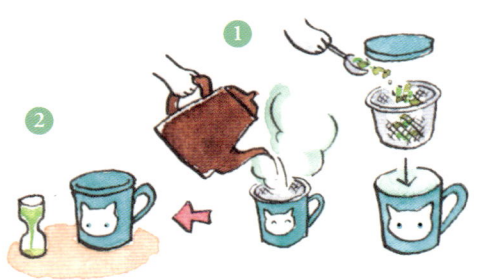

利用法 Herb
植物 / お茶 / 美容 / 料理 / 健康

1杯分のいれ方

1. ドライハーブ小さじ山盛り1を茶こしに入れ、温めたカップにセットします。
2. 180〜200mlの熱湯を注ぎ、フタをして3〜5分蒸らせば飲みごろです。

＊フレッシュハーブの場合は、ドライの分量の約3倍が目安。

1日分のいれ方

1. ドライハーブ大さじ山盛り1を温めたポットに入れ500〜700mlの熱湯を入れ、フタをして7〜8分蒸らします。
2. マイボトルに入れて1日かけて少しずつ飲みます。

＊フレッシュハーブの場合は、ドライの分量の約3倍が目安。

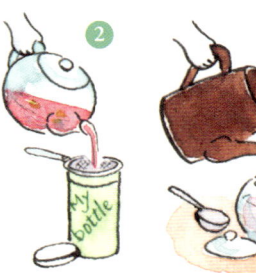

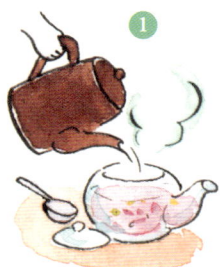

ブレンドレシピ (ドライハーブでスプーン各同量)

ハーブティーの魅力は、ブレンドにあり！　まさにオリジナルなおいしさの発見です。

朝のスタートに "リフレッシュ" ブレンド	食後やお休み前に "安らぎ" ブレンド	美肌に "美容" ブレンド
ローズマリー・レモングラス・エルダーフラワー少々	カモミールジャーマン・リンデンフラワー・ラベンダー少々	ローズ・ローズヒップ・ネトル・ハイビスカス少々
脳を活性化させ、消化を助けて免疫力をつけます。	緊張をほぐし、筋肉疲労や目の疲れを和らげます。	ホルモンバランスを整え、代謝を促しビタミンCや鉄分も補給できます。

＊ハーブはオーガニックや無農薬、野生のものを選び、新鮮なものを少量ずつ買い足しましょう。冷暗所に保管し、大きな葉や堅い種子は直前に必要量だけ細かくして使います。

＊妊娠中、通院中、アレルギーのある方は、避けなければならないハーブがあるため事前に医師に相談してください。

Chapter 4

アロマで心身を癒す極上レシピ

心身の不調を感じたら、アロマテラピーの出番です。
殺菌効果やリラックス効果など用途に合わせた精油を使って
極上の癒しのレシピを試してみてはいかがでしょうか。

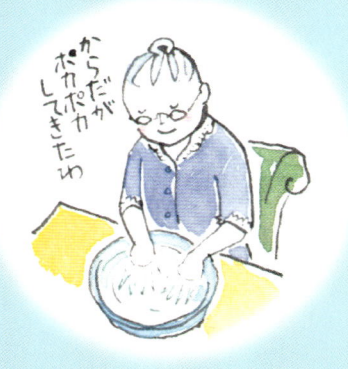

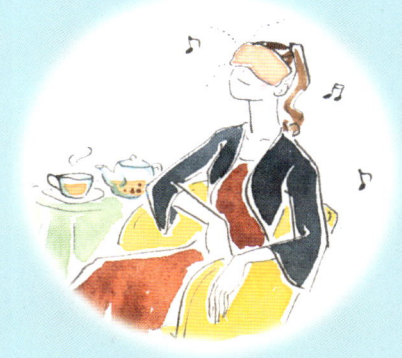

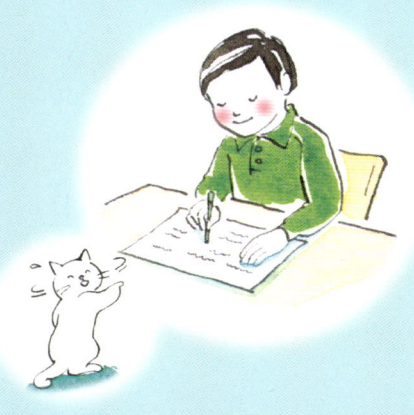

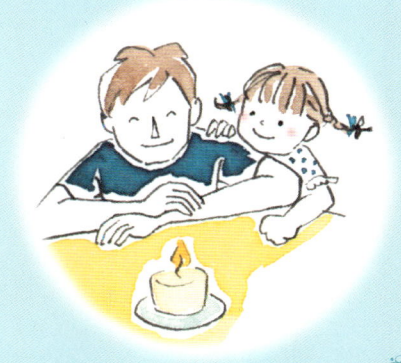

レシピの読み方

さあ、お手持ちの精油で実践してみましょう。オススメの精油も参考にしてオリジナルのものを手作りして楽しんでください。精油の使用滴数は守りましょう。

レシピにこだわらずいろいろ試してオリジナルを見つけてくださいニャン。

症状
（症状の説明、原因、解決策の提案など）

悩みのタイトル
（悩み別にピックアップ）

分類表示

アロマテラピーの楽しみ方
（アイコンでひと目でわかりやすく表示）

材料
（使用する精油の滴数、キャリアオイルの必要量の目安）

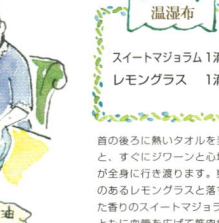

レシピの説明
（実際におこなうときのアドバイスなど）

イラストで具体例を表示
（家族での利用法、オススメの精油、注意事項など）

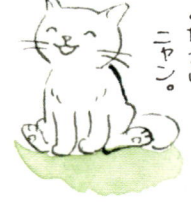

からだ 編

肩こり

肩こりは、筋肉に乳酸が溜まって血液の循環が滞ってしまう辛い症状です。パソコンの使用などにより、習慣化しているのなら、生活パターンを見直すことからはじめましょう。同じ姿勢を長時間続けることはもちろん、脚組み、冷えも大敵です。肩こりは、手軽な手浴や足浴で血液の循環を促せば、回復可能です。そして何より、心のリラックスタイムにもなりますね。

手浴
- ラベンダー　2滴
- ジュニパー　1滴

ラベンダーは痛みを緩和し、ジュニパーは強力な解毒作用があります。このとき、目を閉じて蒸気を吸い込むと鼻から肺に入り、全身に行き渡ります。

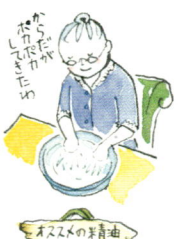

マッサージ
- ローズマリー　3滴
- ラベンダー　2滴
- サンダルウッド　1滴
- スイートアーモンドオイル　30ml

こりがひどいときは家族の誰かにマッサージしてもらうと、それだけで回復力がアップ。痛みを和らげるだけでなく、深いリラックス感が味わえるブレンドです。

温湿布
- スイートマジョラム　1滴
- レモングラス　1滴

首の後ろに熱いタオルを当てると、すぐにジワーンと心地よさが全身に行き渡ります。爽快感のあるレモングラスと落ち着いた香りのスイートマジョラムは、ともに血管を広げて筋肉痛を緩和します。夜はぐっすり眠れるはず。

お父さんどうですか

サイコー

からだがポカポカしてきたわ

オススメの精油
ジンジャー
ブラックペッパー

68

精油の注意事項

光毒性がある精油
（使用後12時間は紫外線に当たらない）
●ベルガモット ●レモン ●グレープフルーツ ●マンダリン ●プチグレイン

生理中に避ける精油
●クラリセージ ●スイートマジョラム ●フェンネル ●ミルラ ●ジュニパー

高血圧の人が避ける精油
●ユーカリ ●ローズマリー

低血圧の人が避ける精油
●イランイラン ●スイートマジョラム ●カモミールローマン ●ベルガモット ●ラベンダー

てんかん症の人が避ける精油
●ローズマリー ●フェンネル ●シダーウッド

妊娠初期に避ける精油
●イランイラン ●オレンジスイート ●カモミールローマン ●カモミールジャーマン ●サイプレス ●ゼラニウム ●ジュニパー ●レモングラス ●パイン ●ラベンダー ●ベチバー

妊娠中は避ける精油
●カユプテ ●クラリセージ ●シダーウッド ●ジャスミン ●カンファー ●スイートマジョラム ●ジュニパー ●スペアミント ●ナツメグ ●パルマローザ ●フェンネル ●ペパーミント ●ミルラ ●メリッサ ●レモングラス ●ローズオットー ●ローズマリー ●ローズアブソリュート ●ディル ●キャロットシード ●スパイクラベンダー ●ラバンジン ●ヒノキ ●ヒバ

授乳中は避ける精油
●シダーウッド ●ペパーミント ●スペアミント ●フェンネル ●スパイクラベンダー ●ディル

肌刺激に注意する精油
●ヒノキ ●ヒバ ●スペアミント ●ナツメグ ●パイン ●フェンネル ●ブラックペッパー ●ペパーミント ●ベルガモット ●ベンゾイン ●メリッサ ●ユーカリ ●レモン ●レモングラス ●カンファー ●スイートマジョラム ●グレープフルーツ ●シトロネラ ●ジンジャー ●オレンジスイート

乳幼児が避ける精油
●スパイクラベンダー ●フェンネル ●スペアミント ●ディル ●レモングラス ●ユーカリ

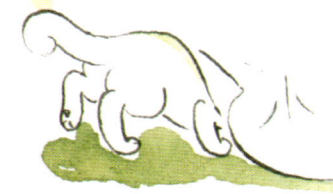

家族のからだの悩みをケアしよう

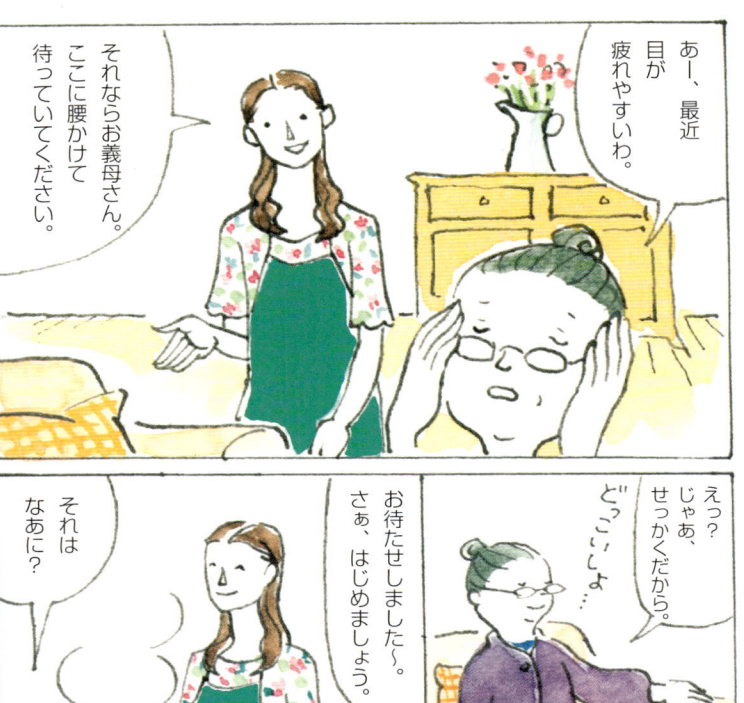

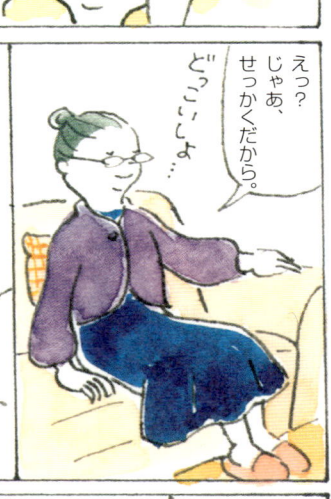

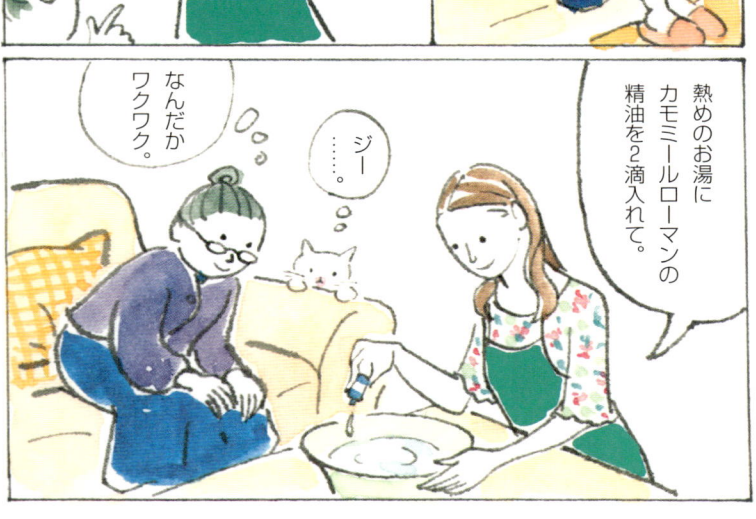

あー、最近目が疲れやすいわ。

それならお義母さん。ここに腰かけて待っていてください。

えっ？じゃあ、せっかくだから。どっこいしょ…。

お待たせしました〜。さぁ、はじめましょう。

それはなぁに？

熱めのお湯にカモミールローマンの精油を2滴入れて。

ジー……。

なんだかワクワク。

家族の健康を気づかう習慣が身につくのも、アロマテラピーの良いところ。心地よくて楽しいから、喜ばれます。

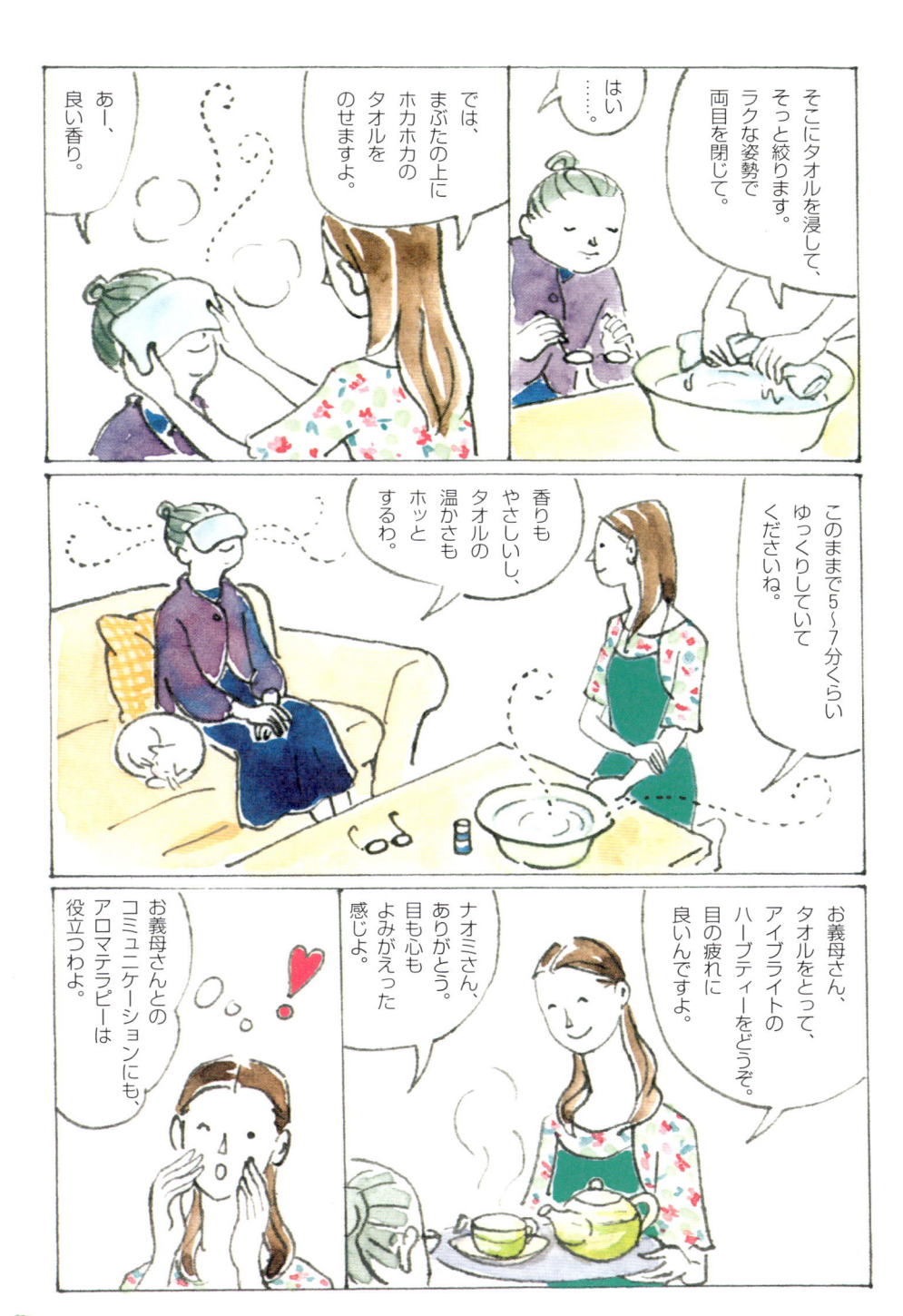

そこにタオルを浸して、そっと絞ります。ラクな姿勢で両目を閉じて。

はい……。

では、まぶたの上にホカホカのタオルをのせますよ。

あー、良い香り。

このままで5〜7分くらいゆっくりしていてくださいね。

香りもやさしいし、タオルの温かさもホッとするわ。

お義母さん、タオルをとって、アイブライトのハーブティーをどうぞ。目の疲れに良いんですよ。

ナオミさん、ありがとう。目も心もよみがえった感じよ。

お義母さんとのコミュニケーションにも、アロマテラピーは役立つわよ。

71　*Chapter 4*　アロマで心身を癒す極上レシピ

からだ 編

肩こり

肩こりは、筋肉に乳酸が溜まって血液の循環が滞ってしまう辛い症状です。習慣化しているのなら、生活パターンを見直すことからはじめましょう。パソコンの使用など、同じ姿勢を長時間続けることはもちろん、脚組み、冷えも大敵です。肩こりは、手軽な手浴や足浴で血液の循環を促せば、回復可能です。そして何より、心のリラックスタイムにもなりますね。

手浴

ラベンダー	2滴
ジュニパー	1滴

ラベンダーは痛みを緩和し、ジュニパーは強力な解毒作用があります。このとき、目を閉じて蒸気を吸い込むと鼻から肺へ入り、全身に行き渡ります。

マッサージ

ローズマリー	3滴
ラベンダー	2滴
サンダルウッド	1滴
スイートアーモンドオイル	30ml

こりがひどいときは家族の誰かにマッサージしてもらうと、それだけで回復力がアップ。痛みを和らげるだけでなく、深いリラックス感が味わえるブレンドです。

温湿布

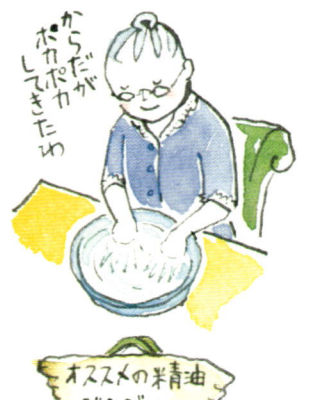

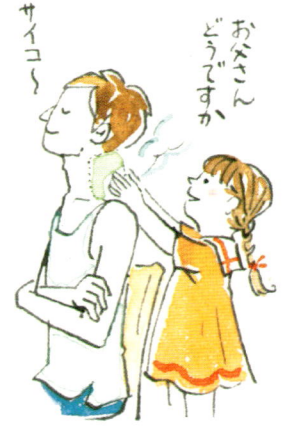

スイートマジョラム	1滴
レモングラス	1滴

首の後ろに熱いタオルを当てると、すぐにジワーンと心地よさが全身に行き渡ります。爽快感のあるレモングラスと落ち着いた香りのスイートマジョラムは、ともに血管を広げて筋肉痛を緩和します。夜はぐっすり眠れるはず。

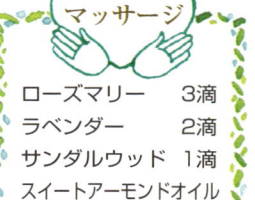

オススメの精油
ジンジャー
ブラックペッパー

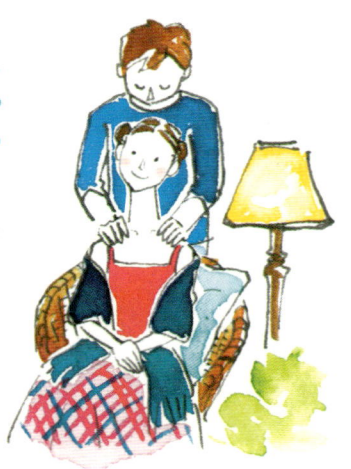

筋肉痛（脚・腰・腕）

歩き過ぎやスポーツによる足腰の痛み、腕の痛みなど、筋肉痛は日常茶飯事です。たいしたことはないと放っておかずに、その時点でケアすることが何よりの病気予防につながります。また、お休み前の芳香浴やヒーリング音楽を組み合わせると、質の良い睡眠で翌朝の目覚めも楽しみになります。

想像力溢れたオリジナルケアで、疲れと上手に向き合って痛みを乗りきってください。

マッサージは力を入れずにおこないましょう。ただし、腫れや痙攣（けいれん）などがあるときは控えます。

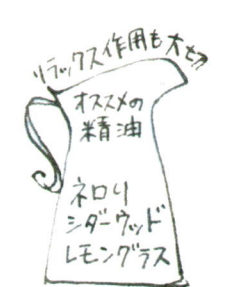

考えたらずっと立ちどおしだったわ

全身浴

パチュリ	2滴
ユーカリ	2滴
ジンジャー	1滴
天然塩	大さじ1～2

天然塩に精油を入れて混ぜたものをバスタブに入れて、さらに混ぜて入浴します。バスタブに浸かりながら痛みの部分をそっと揉みほぐしましょう。天然塩の代わりに重曹（じゅうそう）でも良いです。パチュリで炎症を抑えて心の落ち着きを取り戻し、ユーカリで免疫力アップ。ジンジャーは痛みをとるほか発汗作用もあるので、からだをじんわり温めてくれます。

冷湿布

ペパーミント	1滴
ラベンダー	1滴

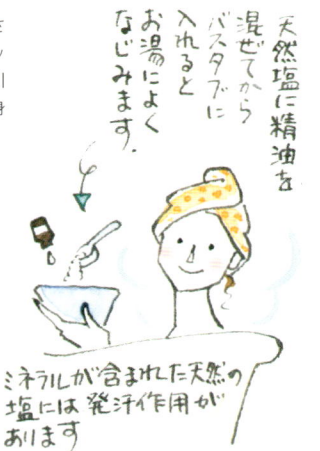

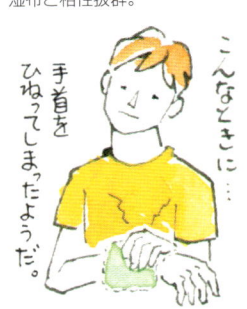

自分に合ったレベルの運動を心がけたいもの。スポーツ後の辛い痛みや腫れは、冷湿布を患部に当てて痛みを緩和させましょう。ペパーミントの爽快感は冷湿布と相性抜群です。

マッサージ

ラベンダー	3滴
ユーカリ	2滴
ブラックペッパー	1滴
ホホバオイル	30ml

ラベンダーとユーカリでやさしさと爽快さを。そこにブラックペッパーを1滴入れるだけで新鮮な引き締まる香りが誕生します。全身で香りを感じながらリラックス。

こんなときに…手首をひねってしまったようだ。

リラックス作用も大きそう
オススメの精油
ネロリ
シダーウッド
レモングラス

天然塩に精油を混ぜてからバスタブに入れるとお湯によくなじみます。

ミネラルが含まれた天然の塩には発汗作用があります

目の疲れ

かなりの人が感じている目の疲れ。パソコン、ゲーム、携帯電話、テレビ、読書……。仕事にプライベートにと休む暇（ひま）がないほど酷使しているからなのでしょう。目が疲れたと感じたら意識的に遠くを見て、休憩を心がけるのも大切。無理を続けると、頭痛や肩こりまで慢性化していく恐れがあります。ひどくなる前のアロマケアを心がけて。

温湿布

ラベンダー　　　2滴

まぶたを閉じて温かいタオルをのせると、それだけでホッとします。ラクないすに腰かけて、静かな音楽を聴くなどして気分転換を。その後、カモミールのハーブティーも良いですね。夜はぐっすりおやすみなさい。

マッサージ

ローズオットー　1滴
アプリコットカーネルオイル
　　　　　　　10ml

目のまわりだけでなく、マッサージをして血行を促しましょう。優雅な香りでホルモンバランスも整えるローズオットー。鎮痛作用に加え、深い落ち着きを取り戻すフランキンセンスもオススメです。

オススメの精油
ローズマリー
ベンゾイン

目の疲れにアイブライト。ローズヒップ 2:1のブレンドハーブ。ほうじ茶の風味……

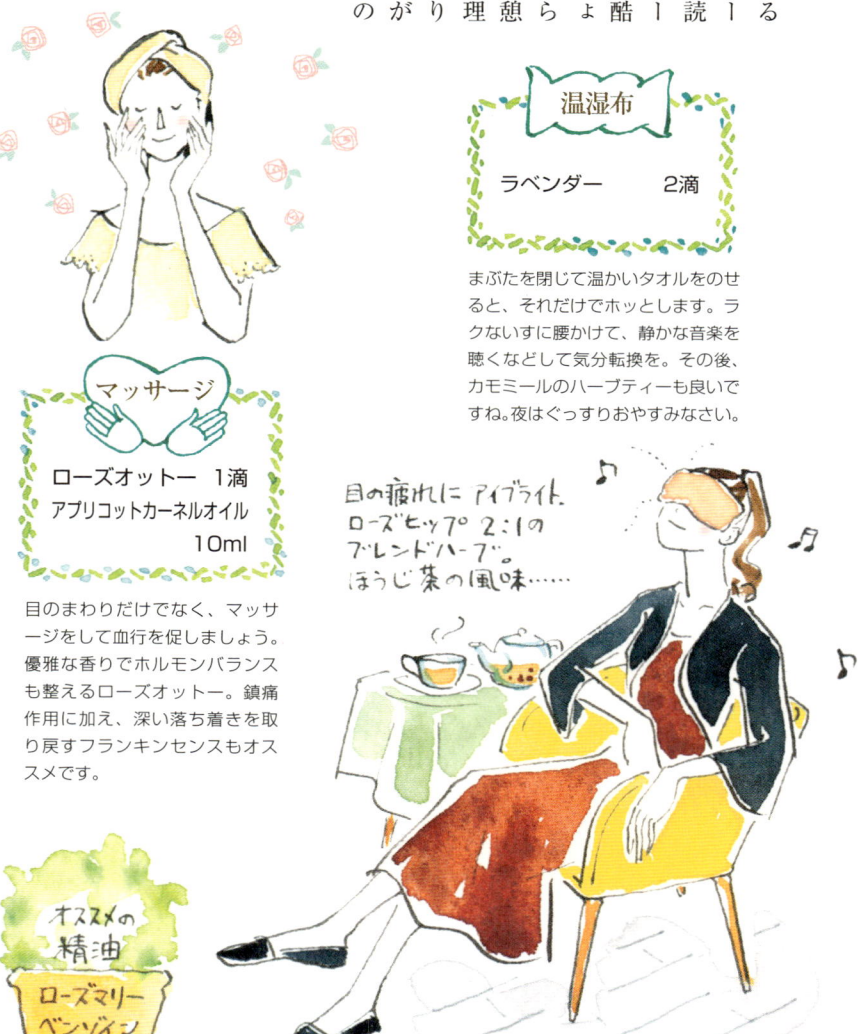

発熱

発熱は自然治癒力の表れです。そんなときの辛さを少しでも和らげるために、副作用の心配がないアロマテラピーを活用してみてください。冷却作用や発汗作用のある精油を常備しておくと、いざというとき役立ちます。ただし、発熱が原因不明のときは必ず医師の診断を受けてください。

足浴

ティートリー	2滴
レモン	2滴

入浴する気力がなく熱っぽい……そんなときは足浴が便利です。殺菌力に優れるティートリーや熱をとってくれるレモンをブレンド。ゆったりと腰かけて差し湯をしつつ、休む気持ちで20分くらいそのままで。汗がじんわり出てくるので着替えも忘れずに。

冷湿布

ペパーミント	1滴

冷却作用のあるペパーミントは爽快感がありますが、直接目に精油が入らないように注意。このほかにも、発汗や利尿、解毒作用のある精油で、そのとき自分が求める香りを使うのもひとつの方法です。

オススメの精油
- グレープフルーツ
- ローズマリー
- レモン

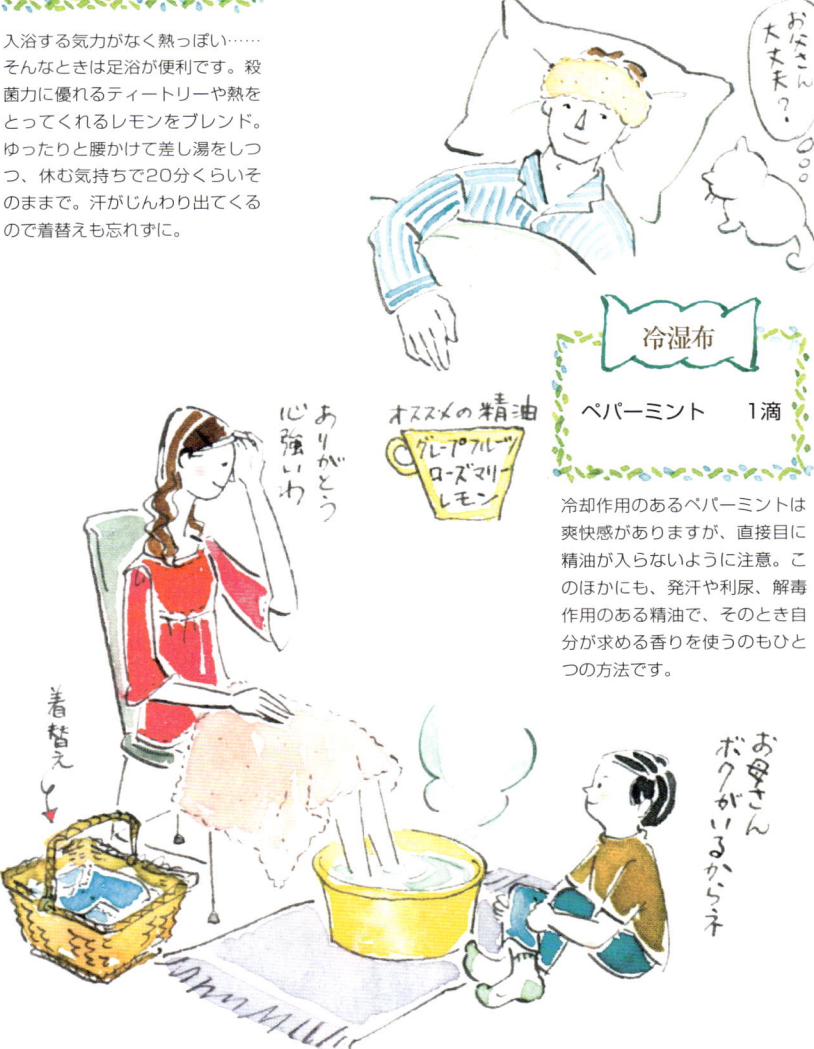

咳

咳が出ることは、アレルギー反応のひとつです。侵入してきた菌をからだが一生懸命追い出そうと闘っている証拠。こんなときは免疫力を高め、殺菌力に優れた精油を使うことがポイントです。精油を使い、それ以上こじらせない努力を。

マッサージ

ユーカリ	1滴
ホホバオイル	10ml

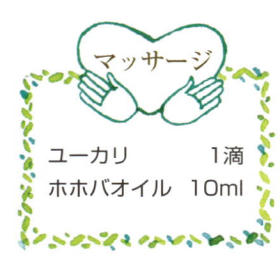

咳が辛いとき、胸にそっと塗り込むような気持ちでマッサージします。その際、香りを鼻からも吸入すると鼻粘膜や喉にも行き渡ります。

辛いときのスキンシップは何よりの支えに…。

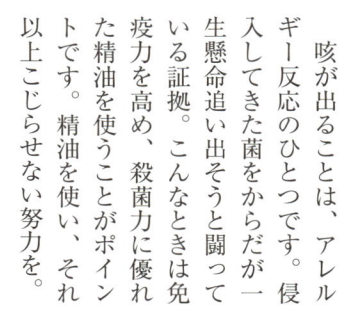

マグカップ

シダーウッド	1滴

咳で辛いときは、簡単な方法で少しでもラクになりたいものです。そんなとき、マグカップは手軽でオススメ。数分間、精油の蒸気を吸えば気管支にも行き渡り、荒れた粘膜の症状も和らぎます。はじめにうがいをしてからおこないましょう。

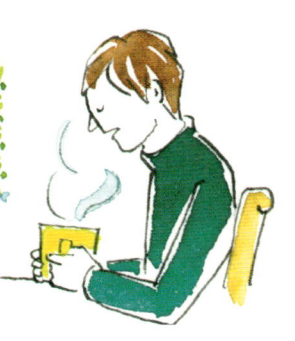

芳香浴（ディフューザー）

サイプレス
ローズマリー
（滴数は機種に従う）

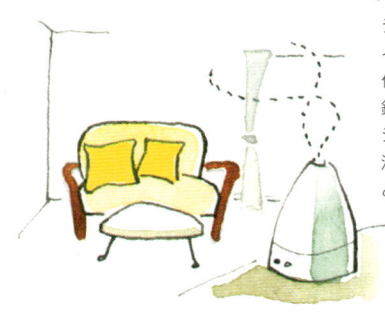

ディフューザーやファン式のタイプなら、お部屋全体に精油の作用が行き渡ります。咳や痰を鎮めてくれるユーカリやラバンジン、サイプレスのほか、殺菌、消毒効果のあるローズマリーなどがオススメです。

喉の痛み

喉が炎症を起こしてしまったら、悪化させないために消毒と粘膜再生作用のある精油を選びましょう。自己免疫力を高めて自然に回復することこそ、アロマテラピーの真骨頂と言えます。

全身浴

ラベンダー	3滴
ジュニパー	1滴
ブラックペッパー	1滴

入浴ができる状態であれば、熱めの温度でしっかり温まり汗を出しましょう。湯冷めしないように、温かなハーブティーを飲んで早めに休みましょう。

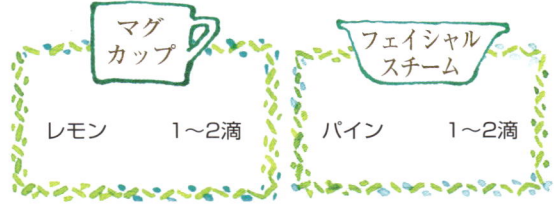

マグカップ

レモン	1〜2滴

フェイシャルスチーム

パイン	1〜2滴

感染症や気管支炎などのとき、爽やかな香りの蒸気で鼻と喉の炎症を和らげます。またフランキンセンスの香りを選べば、気持ちを落ち着かせて痛みを和らげ、免疫力もアップします。

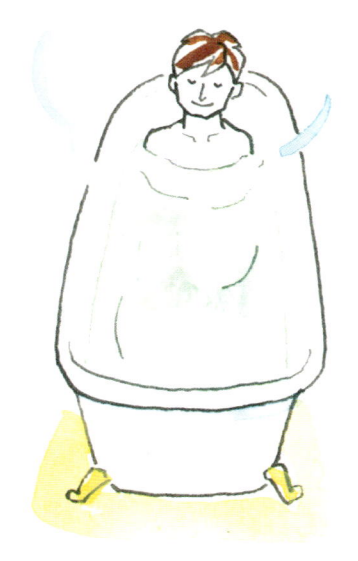

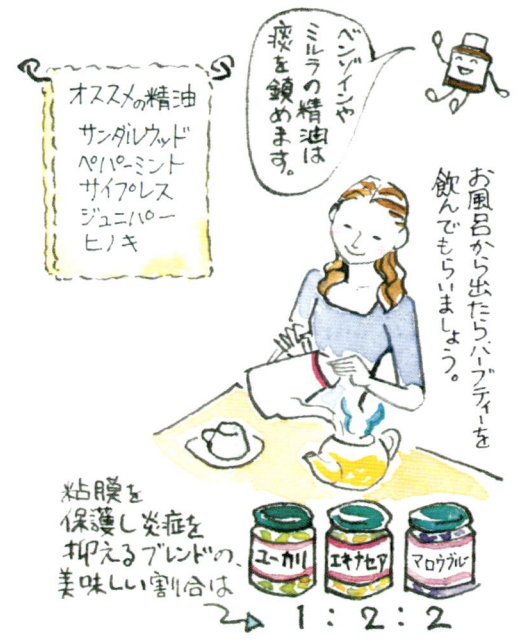

オススメの精油
サンダルウッド
ペパーミント
サイプレス
ジュニパー
ヒノキ

ベンゾインやミルラの精油は痰を鎮めます。

お風呂から出たらハーブティーを飲んでもらいましょう。

粘膜を保護し炎症を抑えるブレンドの、美味しい割合は
ユーカリ：エキナセア：マロウブルー
1 : 2 : 2

インフルエンザ

インフルエンザの予防対策として、殺菌作用や免疫力アップの精油を活用します。もしや？と思ったときは、周囲の人にうつさない気づかいも重要です。アロマテラピーは感染症予防に、大変役立ちます。

芳香浴（ディフューザー）

ティートリー
シダーウッド
（滴数は機種に従う）

インフルエンザが流行ってきたら、手軽な芳香浴で免疫力を高めましょう。ジュニパー、レモン、サンダルウッドなども部屋の空気を殺菌します。アロマライト、ディフューザーなど火を使わない方法が安心です。

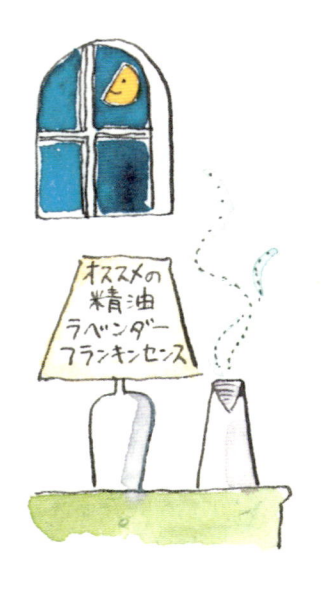

うがい 大人

ティートリー	2滴
ウォッカ	5ml
エキナセア浸出液	200ml

うがい 子ども

エキナセア浸出液	200ml

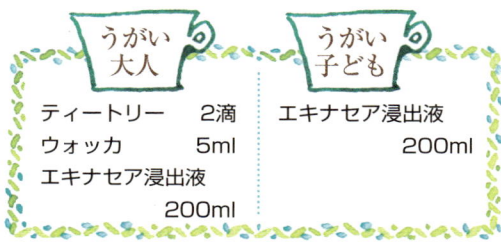

インフルエンザの予防のために、うがいは家族全員の習慣にしましょう。子ども用にはエキナセアのハーブティー（浸出液）を冷ましたものでうがいをします。大人用にはマグカップにウォッカ、ティートリーを混ぜ、そこに水もしくは浸出液を入れます。

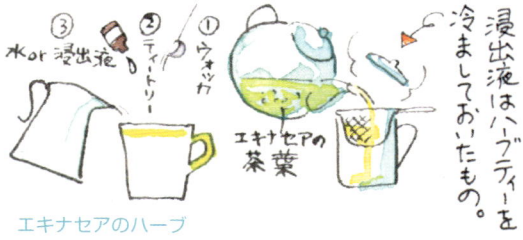

エキナセアのハーブ

抗菌、殺菌消毒、抗ウイルス作用、免疫力アップなど、常備しておきたい飲みやすいハーブです。

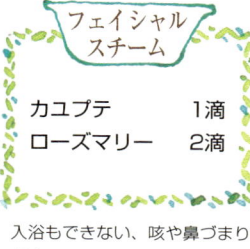

フェイシャルスチーム

カユプテ	1滴
ローズマリー	2滴

入浴もできない、咳や鼻づまりが辛い……。そんなときは蒸気吸入です。

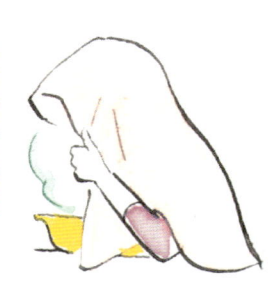

花粉症

アレルギーによって引き起こる花粉症は鼻づまり、目、喉のかゆみなど、辛い症状がまちまちですが、人によって症状もまちまちです。免疫力アップや殺菌力をもち、炎症を和らげるユーカリ、ティートリー、ペパーミントを活用して。辛い期間が続くので、相性が良い精油を見つける気持ちでトライしてみてください。

> ハーブティーは楽しみながら、1年間をかけて体質改善をするつもりで飲みたいもの。ネトル、マロウブルー、ユーカリ、エルダーフラワー、エキナセアなど。どれもブレンドによっておいしく飲めるものばかりです!

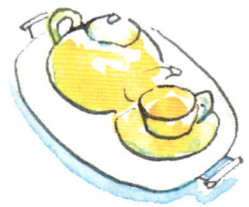

温湿布

ティートリー	1滴
ラベンダー	1滴

目のかゆみには殺菌力とリラックス効果のあるものをブレンド。鼻の通りも良くなります。

吸入

ユーカリ	1滴

ティッシュに精油を落とし、肌に触れないようにしてマスクに挟んでおきます。抗ウイルス作用や強力な殺菌力でガードしてくれます。ティートリーなら肌に触れても大丈夫です。

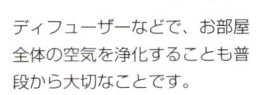

芳香浴(ディフューザー)

ペパーミント
ベルガモット
パイン
(滴数は機種に従う)

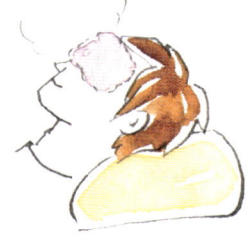

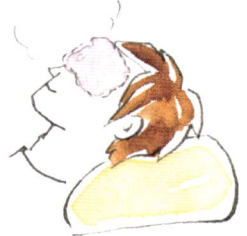

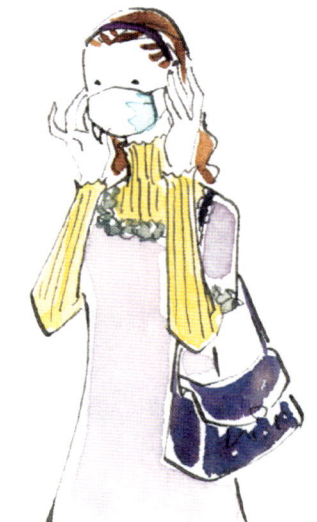

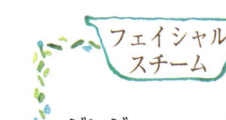

ディフューザーなどで、お部屋全体の空気を浄化することも普段から大切なことです。

フェイシャルスチーム

ジンジャー	1滴
シダーウッド	1滴

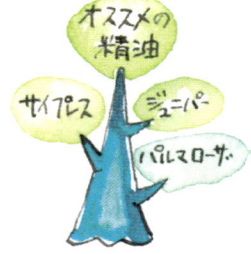

リンパの流れを良くすることも花粉症には大切です。気管支にも働きかけてくれるシダーウッド。ジンジャーは鼻づまりもラクにします。

オススメの精油: サイプレス、ジュニパー、パルマローザ

肥満

太ったかな？ と感じたら、ライフスタイルを見直すチャンス！ 栄養をとり、エネルギーを燃やして休息。本来、このバランスがとれていれば代謝機能はスムーズになり、余分な脂肪や毒素が浄化されます。血行が良いと肌は奥から艶やかに見え、冷えが原因の脂肪の蓄積もなくなります。このように痩せることに直接作用するのではなく、基礎代謝を高める方法として有効です。

＊食べ物をがまんするダイエット法は、結果的にストレスからのリバウンドが考えられます。

＊肥満の原因が不明の場合は、アロマテラピーの前に必ず医師の診察を受けてください。

全身浴

グレープフルーツ 3滴
ジュニパー 2滴

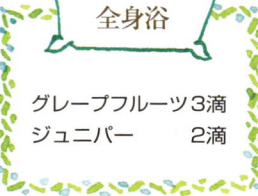

ぬるめのお湯に入り、手先や足先から心臓に向かってマッサージしましょう。どこに脂肪がつき過ぎたか？ 腰や肩はこっていないか？ 浴槽ではゆったりと全身チェックができます。気になる箇所はよく揉みほぐします。新陳代謝を促すだけでなく、心も前向きにしてくれる精油です。

マッサージ

ローズマリー 3滴
ゼラニウム 2滴
フェンネル 1滴
ホホバオイル 30ml

全身でも気になる部分だけでも無理なくできる方法でかまいません。体内浄化、利尿、ホルモンバランス調整など基礎代謝を促すブレンド。爽やかでやさしい飽きのこない香りなのでお風呂上がりにしばらく続けてみては。ほかに、キャロットシード、パインなど。

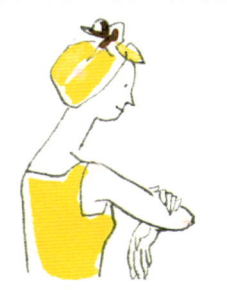

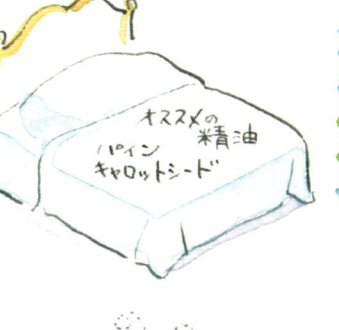

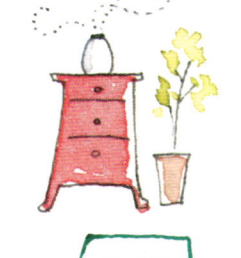

芳香浴
(アロマポット)

パチュリ 3滴
カユプテ 2滴

食欲を抑えると言われるパチュリは落ち着きのある香りですが、人によって好みが分かれます。血流を促すカユプテの爽やかさをプラスすれば、親しみやすい香りになります。

オススメの精油
パイン
キャロットシード

朝晩のストレッチで代謝アップ。

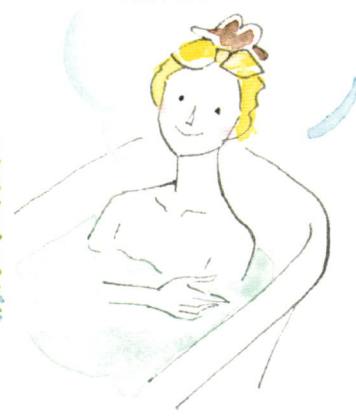

お風呂はボディチェックタイム

頭痛

頭痛の原因は肩こり、眼精疲労、過労、風邪などさまざまです。軽い頭痛なら鎮痛作用のある香りと心地よい音楽で部屋を満たし、腹式呼吸でゆったりストレッチをするのもひとつの方法。できるだけ薬に頼らない習慣を。
＊激しい痛みがある場合は、すぐに医師の診察を受けましょう。

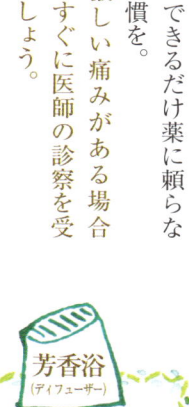

芳香浴（ディフューザー）

スパイクラベンダー
（滴数は機種に従う）

スパイクラベンダーは頭をスッキリ爽快に。殺菌作用で病気予防も兼ねます。

吸入

ローズマリー　1滴

頭痛でふさぎ込んでいる家族に、爽やかな香りのティッシュを差し出してみては。

マッサージ

ラベンダー　　2滴
スペアミント　2滴
ホホバオイル　20ml

肩こりや目の疲れと関係している場合があるので肩、首、頭、目のまわりなどをマッサージ。スペアミントは、ペパーミントより香りがソフトで刺激も控えめです。

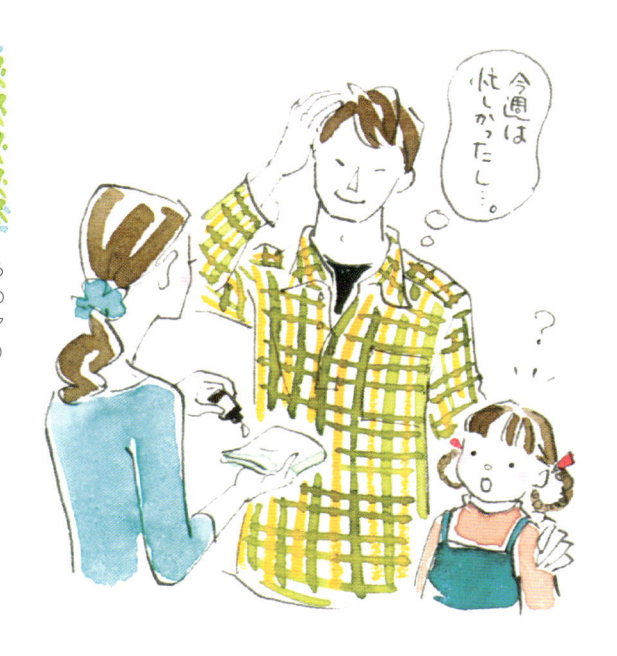

胃痛

食べ過ぎからくる胃痛なら、消化を助ける精油でのマッサージや温湿布が向いています。また、ストレスの可能性や一時的な精神的ショックなどから不調に陥ることもあります。
メンタル面で前向きに明るくしてくれる精油はオレンジスイート、グレープフルーツなど。

マッサージ

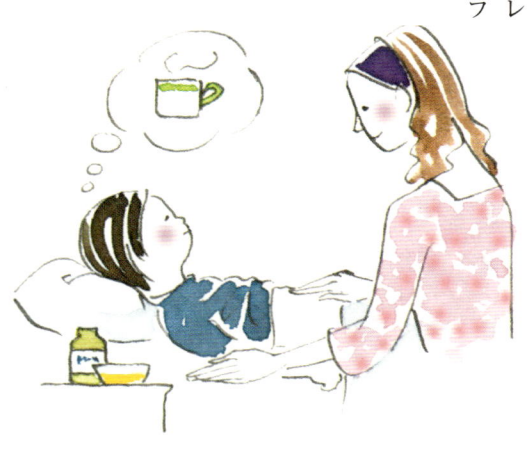

レモングラス	2滴
マンダリン	2滴
スイートアーモンドオイル	20ml

おなかまわりのマッサージは消化を促し、気持ちもリラックスできます。子どもの腹痛ならマンダリンでマッサージしてあげましょう。マッサージのあとでカモミールのハーブティーも飲ませて。お母さんのいれる温かいお茶は何よりも気持ちと痛みを和らげてくれるはずです。

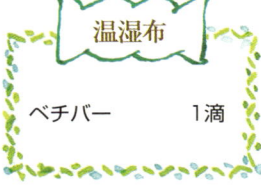

温湿布

ベチバー	1滴

消化を助け、心を穏やかにさせてくれるベチバーの温湿布で静かにおなかを温めます。大人の胃のむかつきにはペパーミントハーブティーがスッキリします。薄めにいれましょう。

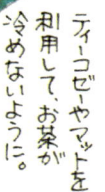

ティーコゼーやマットを利用して、お茶が冷めないように。

便秘と下痢

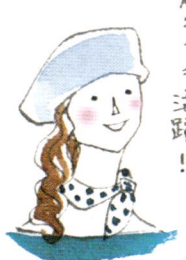

便秘は運動不足やかたよった食生活、旅先などでの環境の変化で起こります。放っておくと、腹痛など思わぬトラブルになるので早めのケアが肝心です。下痢は胃腸の働きが弱っていたり、ストレスからもなります。番茶やハーブティーなどで水分補給も忘れずに。

便秘

マッサージオイルは旅先でも活躍!!

マッサージ

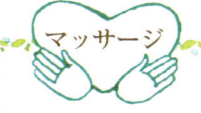

スイートマジョラム 2滴
フェンネル　　　　1滴
ゼラニウム　　　　1滴
ホホバオイル　　20ml

消化促進作用のある精油で、おなかを時計まわりにマッサージします。

座浴

ディル　　　　1滴
マンダリン　　1滴

消化を助けてくれるディル、安らぎを取り戻すマンダリンで腸の働きを活発にします。オレンジスイート、ジンジャーもオススメ。

温湿布

パルマローザ　　2滴

おなかを温めると、気持ちも落ち着きます。やさしい香りなのに感染症予防や抗菌作用もあるパルマローザで。

全身浴

キャロットシード 2滴
ディル　　　　　2滴
ジンジャー　　　1滴

入浴でからだをじっくり温めて胃腸の調子を整える、そんなブレンドです。水分補給も忘れずに。

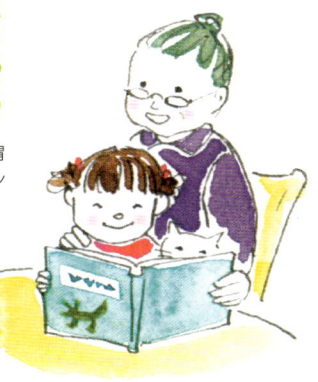

下痢

食あたりのときは、医師の診察を受けてください。

二日酔い

お酒の席でつい飲み過ぎてしまったら……まず第一に水分補給です。飲酒直後の入浴は危険ですので、翌朝の半身浴やシャワーとともに体調に合わせて利尿作用に優れた精油で体内を浄化、デトックスしましょう。

半身浴

グレープフルーツ 3滴
ジンジャー　　　1滴
天然塩　　　　　大さじ2

翌朝、ゆっくり時間がとれるなら半身浴がオススメ。利尿、解毒作用のある精油と発汗を促す天然塩で汗をしっかり出してアルコールを排除します。

シャワー

ペパーミント　　3滴

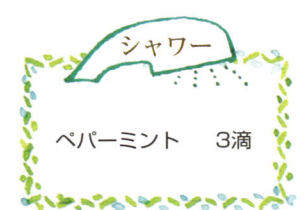

翌朝、短時間で復活して職場へ出勤しなくては！　そんなときは夜は早めにからだを休めて、目覚めたら熱めのシャワーを浴びましょう。水圧と足元から立ちのぼるペパーミントの香りで心身ともに目覚めます。

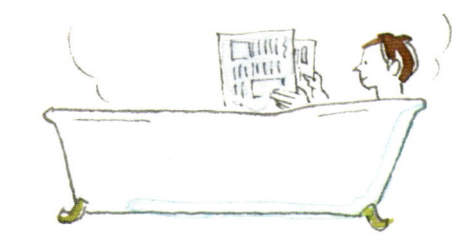

オススメの精油
フェンネル
レモングラス

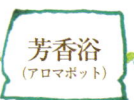

芳香浴
（アロマポット）

グレープフルーツ 3滴
ジュニパー　　　2滴

リフレッシュできて利尿作用のある香りで、休養します。

「乗り物酔い」ならティッシュやハンカチに精油をたらして吸入する方法が、場所を選ばずすぐできます。

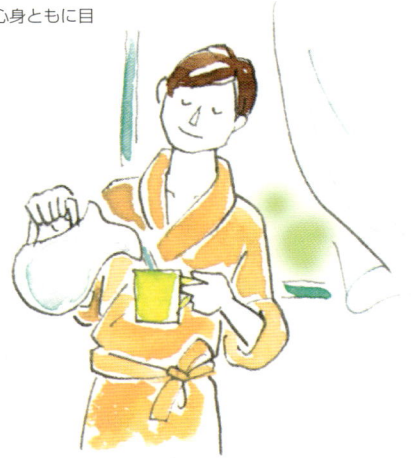

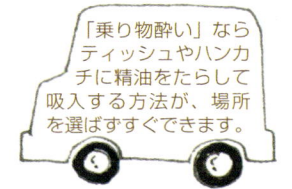

夏バテ

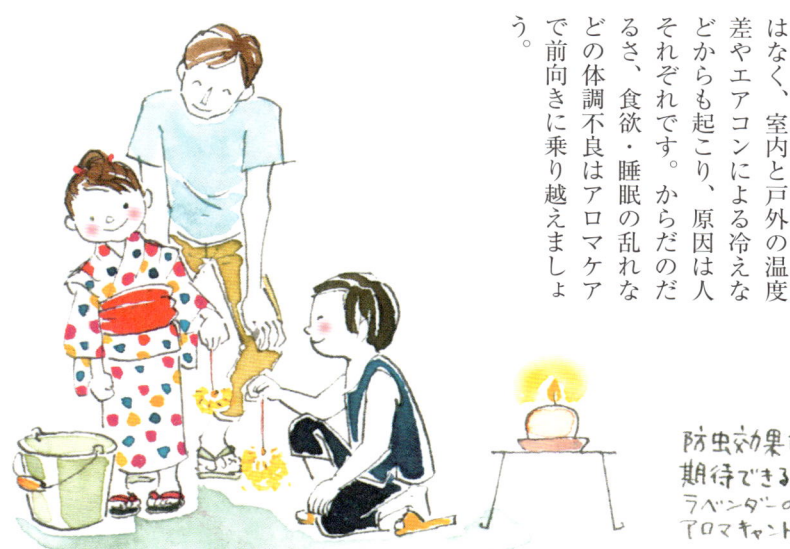

夏バテは暑さからだけではなく、室内と戸外の温度差やエアコンによる冷えなどからも起こり、原因は人それぞれです。からだのだるさ、食欲・睡眠の乱れなどの体調不良はアロマケアで前向きに乗り越えましょう。

防虫効果も期待できるラベンダーのアロマキャンドル

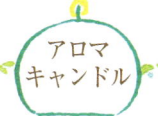

アロマキャンドル

ラベンダー　or
ペパーミント

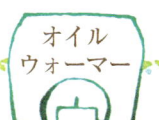

"キャンドルの灯りと香り"でひとときを過ごすことは、夏の夜にぜひ取り入れたいエコなアイディアです。
（作り方P120参照）

オイルウォーマー

ナツメグ　　　　2滴
ジュニパー　　　3滴

半身浴

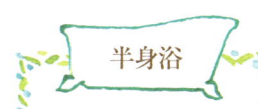

セラニウム　　　3滴
クラリセージ　　2滴

湯冷めの心配がない夏の半身浴は、しっかりデトックスできます。ホルモンバランスを整える精油で、夏に負けないからだを保持しましょう。

マッサージ

イランイラン　　3滴
ラベンダー　　　2滴
グレープシードオイル
　　　　　　　30ml

安らぎや自信を取り戻す、優雅な香りのマッサージで気分一新。ローズオットー、ジャスミン、ネロリなどを使えば、まさに癒しの香りをまとう贅沢なマッサージです。

真夏の午後の昼下がり、ボサノバ系のBGMにハイビスカスのハーブティー。明日も元気に過ごせそう……!?

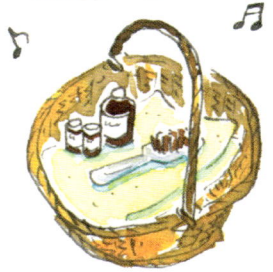

みんなを明るく元気に！

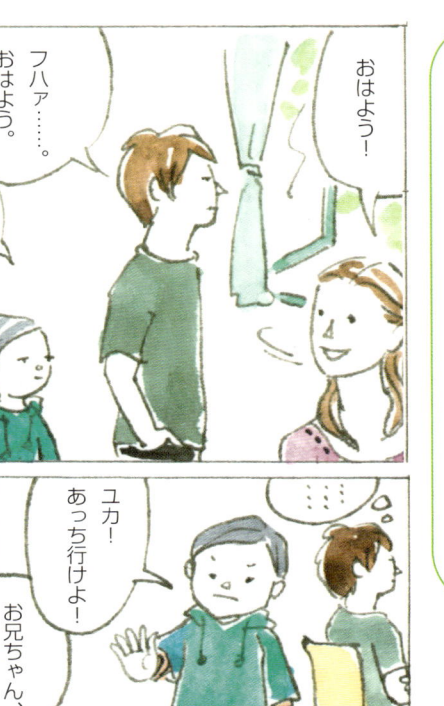

おはよう！

フハァ……。
おはよう。

オハヨ……。

ふたりとも元気がないわね。疲れが溜まっているのかも。

ユカ！あっち行けよ！

お兄ちゃん、いじわる。

こんなときは、オイルウォーマーで芳香浴が良いわ。キャンドルの灯りって落ち着くし。

芳香浴のときは必ずそばにいましょう

みなさーん、お茶にしましょう。

30分後……

はーい。
わーい。
はーい。
はーい。

仕事や勉強の疲れは大丈夫？アロマは家族のコミュニケーションの潤滑油としても活躍します。

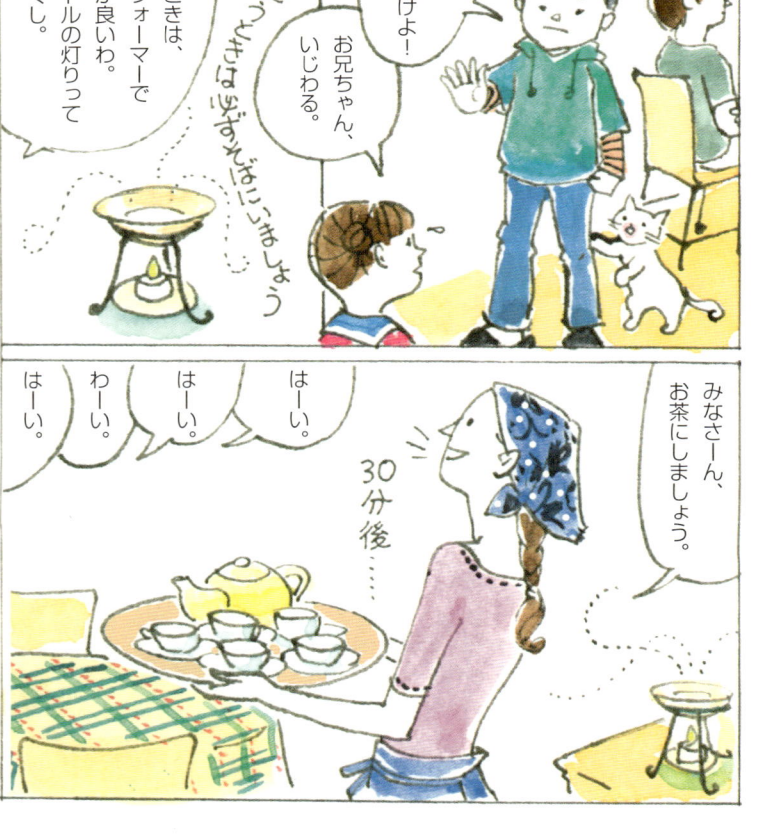

スッキリした味のお茶だね。

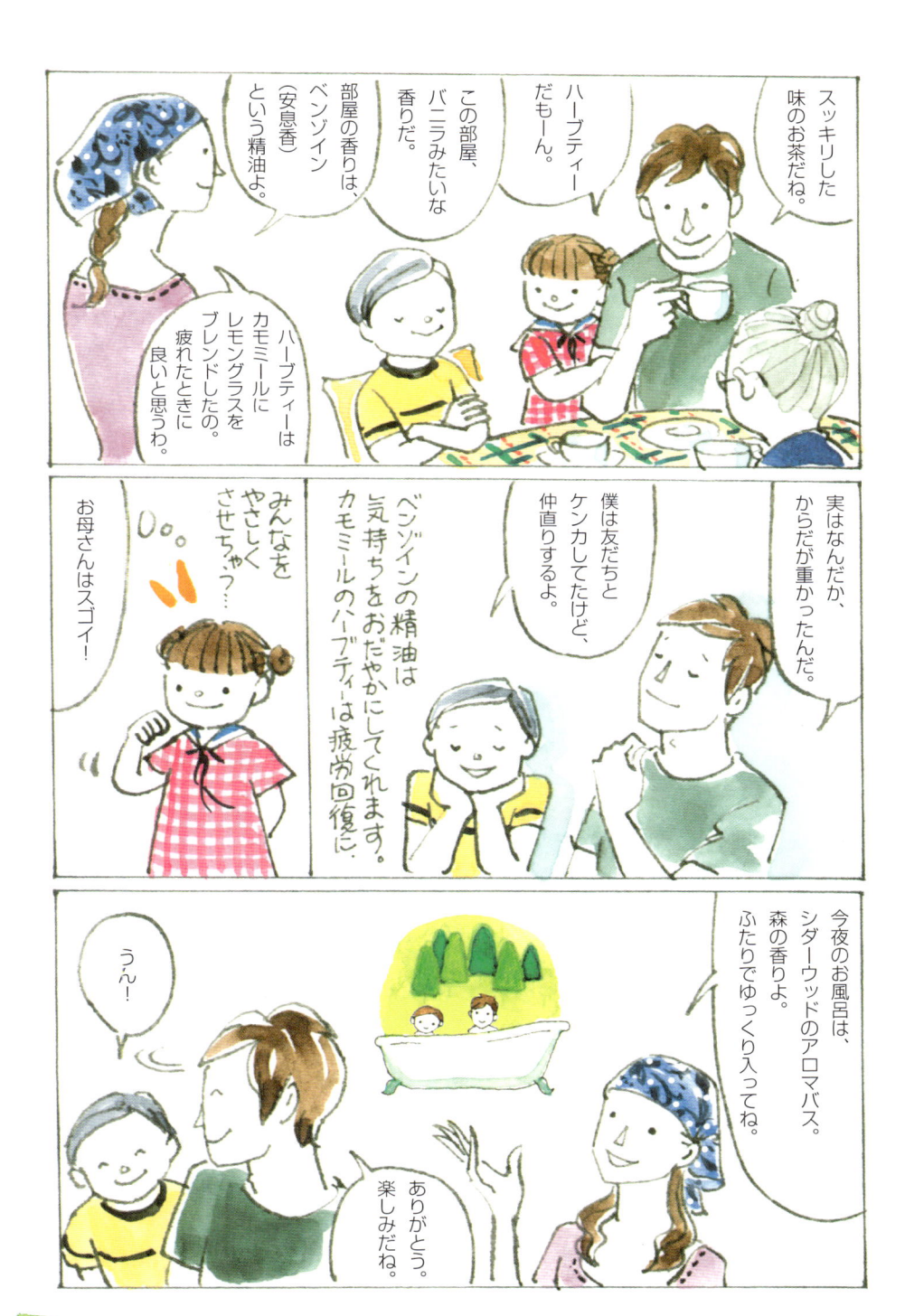

ハーブティーだもーん。

この部屋、バニラみたいな香りだ。

部屋の香りは、ベンゾイン（安息香）という精油よ。

ハーブティーはカモミールにレモングラスをブレンドしたの。疲れたときに良いと思うわ。

実はなんだか、からだが重かったんだ。

僕は友だちとケンカしてたけど、仲直りするよ。

ベンゾインの精油は気持ちをおだやかにしてくれます。カモミールのハーブティーは疲労回復に。

みんなをやさしくさせちゃう…♪

お母さんはスゴイ！

今夜のお風呂は、シダーウッドのアロマバス。森の香りよ。ふたりでゆっくり入ってね。

ありがとう。楽しみだね。

う・ん！

集中力をつけたい

こころ 編

やるべきことがあるのに集中できない……誰にでもよくあることですが、そんなときは脳がよくクリアになる精油で、シャキッと気分を一新して集中力アップ。

集中力があれば、試験や打ち合わせといった「ここ一番」で本来の力を発揮できるというもの。子どもの落ち着きがないときは、お母さんがそっとマンダリンの芳香浴をセットしてあげて。

マッサージ

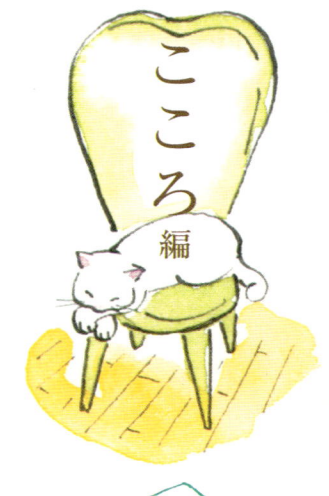

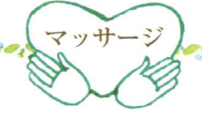

ティートリー	1滴
ヒノキ	1滴
ホホバオイル	10ml

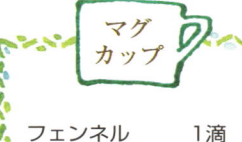

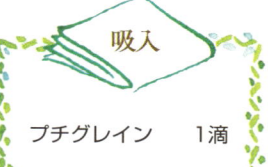

オイルを手の甲にのばしたり、耳たぶやこめかみなどに少量をつけます。

マグカップ

フェンネル	1滴

吸入

プチグレイン	1滴

フェンネルやプチグレインの香りを吸入して、試験や打ち合わせといった「ここ一番」で本来の力を発揮しましょう。

オススメの精油
サイプレス、ジュニパー、ディル、ペパーミント

ティッシュやハンカチでの吸入は肌につかないよう注意して！

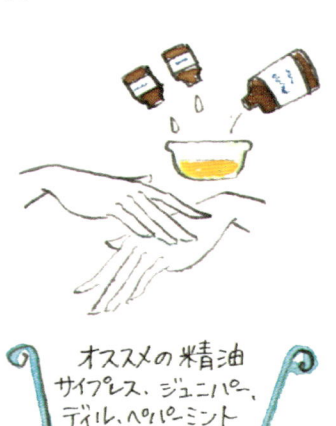

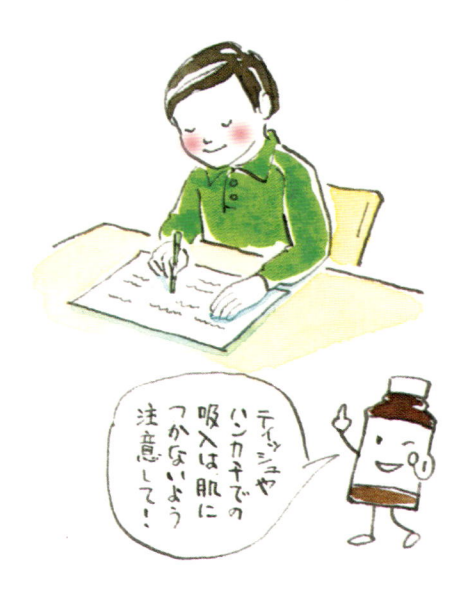

気力をつけたい
（前向きになりたい）

疲労困憊して無気力になっているなら、スイートマジョラムやラベンダーなど心身を安定させる香りで、休養を優先したいものです。体調が整った後、グレープフルーツやベルガモットの爽やか元気系の香りでリフレッシュすれば自己治癒力で気力が取り戻せますね。なぜ、無気力になっているのか？ まず素直な自分と向き合うことも大切。病気予防はこんなちょっとした心がけから。

そのほかオススメの精油
イランイラン、メリッサ
など

全身浴

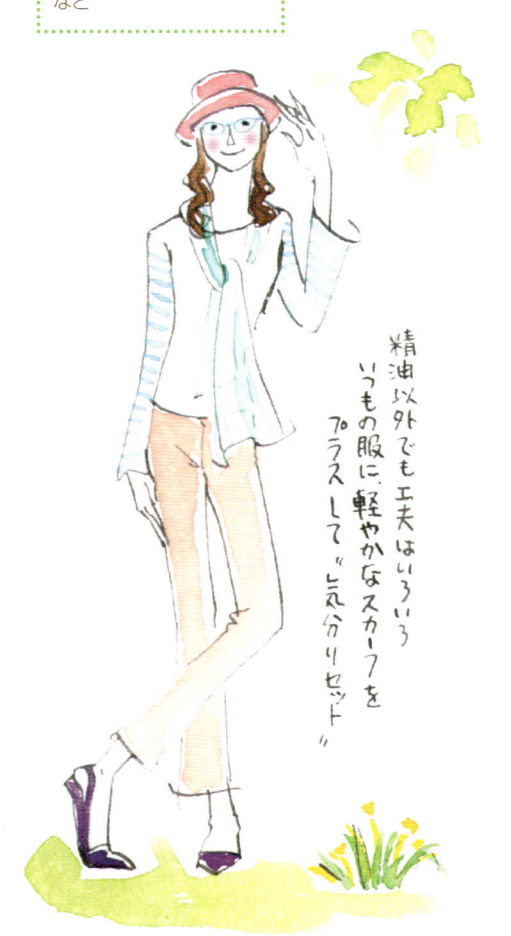

ゼラニウム	3滴
ローズアブソリュート	2滴
ローズの花びら	適宜

ドライハーブのローズを浴槽に浮かべて華やかに演出。視覚的にも刺激を与えることで、心のエッセンスに。全身を揉みほぐし、新陳代謝を促しましょう。

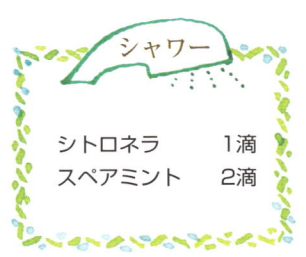

シャワー

シトロネラ	1滴
スペアミント	2滴

シャワーを浴びると、肌への水圧の刺激と立ちのぼるスッキリとした香りの相乗効果でよみがえります。

精油以外でも工夫はいろいろ いつもの服に、軽やかなスカーフをプラスして"気分リセット"

夫婦ふたりでの散歩やまわり道には、発見や出逢いがいっぱい！？

Chapter 4　アロマで心身を癒す極上レシピ

緊張をほぐしたい
（リラックスしたい）

あまりの緊張でマイナス思考に陥っている。あるいは、楽しい時間を過ごしたつもりなのに結果的に緊張していた、などということは珍しくありません。こんなときはリラックスできる穏やかな香りが良いでしょう。

「全身浴」「半身浴」「手浴」「足浴」の中で自分がやりたいと思う方法で。気持ちを和らげてホルモンバランスも調整します。

そのほかオススメの精油
クラリセージ、ゼラニウム、パルマローザ、メリッサ、ジャスミン、ネロリ、ローズアブソリュートなど

マッサージ

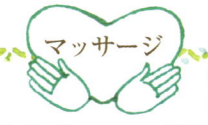

ラベンダー	2滴
イランイラン	1滴
スイートマジョラム	1滴
好みのキャリアオイル	20ml

頭、肩、首、背中などの筋肉のこりは予想外に激しいときもあります。できればパートナーにしてもらいましょう。
＊本当は仕事で一番緊張してるはずなのに愚痴も言わないお父さん。家族の誰かが気づかってマッサージしてあげたいですね！

アロマバス

ゲットウ	3滴
オレンジスイート	1滴

（そのほか、リラックスできそうな好みの香りでもOK）

芳香浴
（アロマポット）

ラベンダー	3滴
サンダルウッド	2滴

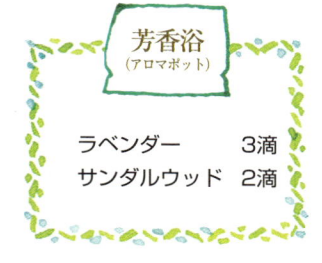

心だけでなく、からだの緊張もほぐして不安を和らげてくれます。ハンカチに数滴たらせば、大事な会議の前には重宝します。

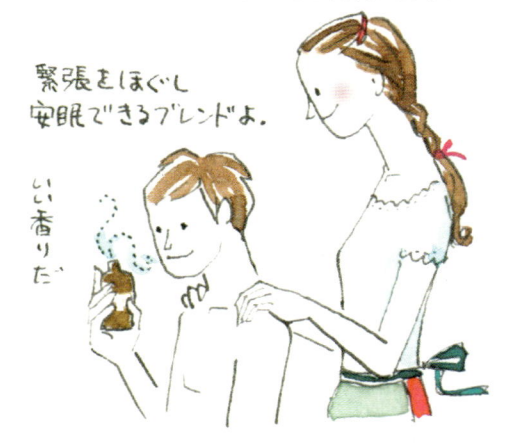

緊張をほぐし安眠できるブレンドよ。
いい香りだ

心を安定させたい

情緒不安定なときは、アロマテラピーで早くリセットしたいものです。「明るくフレッシュな柑橘系の香り」または「神経を鎮めてくれる落ち着いた香り」の精油が向いています。どちらも香りの質が違うので、自分の好みで選ぶことから楽しんで。

インセンスも便利

煙のゆらめきは幻想的でもあります。

アロマキャンドル

サンダルウッド、パチュリ、ミルラなど

キャンドルの灯りには、落ち着きを取り戻してくれる不思議なパワーがあります。これらの精油は情緒を安定させて不安を取り除き、活力を与えてくれます。ほかにフランキンセンス、ベチバー、ベンゾインなど。
（作り方P120参照）

手浴

オレンジスイート　1滴
シダーウッド　　　1滴

手を温めることで血行循環が良くなり、全身がホカホカと温まります。柑橘系や樹木系の香りは心を安定させて前向きにします。子どもには精油を半分の量にします。

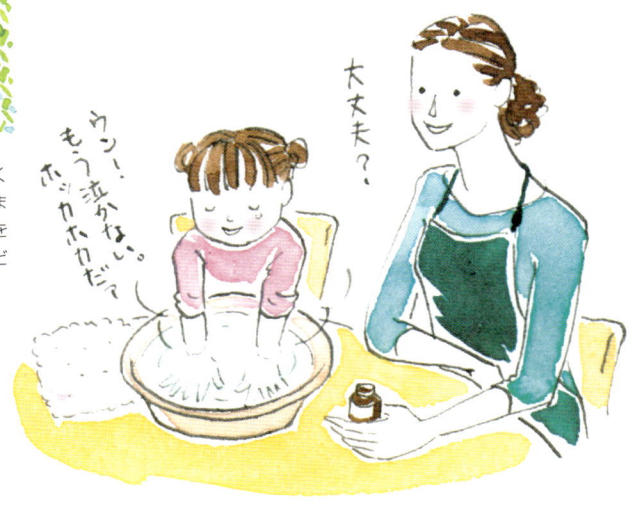

大丈夫？

ウン・・、もう泣かない。ホッカホカだ〜

ストレスを解消させたい
（疲労感・だるさをとりたい）

誰しも多少の"ストレス"とは日々つき合っていくわけですが、それが長期間続いたり、急激なストレスにさらされると、病気になりかねません。ストレスによって自律神経系、内分泌系、免疫系のバランスが崩れがちですが、このようなアロマケアで正常に戻す方法を知っていれば、ホメオスタシス機能をサポートすることができます。

マッサージ

ラベンダー	2滴
ネロリ	2滴
スイートアーモンドオイル	20ml

ストレスを抱えているときは、空いた時間のスキンシップで立ち直れる場合もあります。できればパートナーにお願いしたいマッサージ。ひとりなら、手や頭のマッサージをフローラル系の香りでしてみましょう。

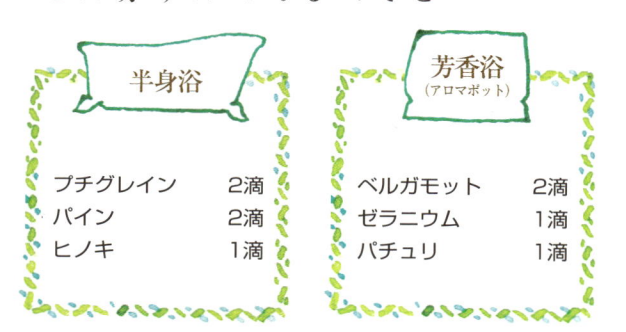

半身浴

プチグレイン	2滴
パイン	2滴
ヒノキ	1滴

芳香浴（アロマポット）

ベルガモット	2滴
ゼラニウム	1滴
パチュリ	1滴

疲労感やだるさからくるストレスは、アロマバスでさようなら。入浴の数分前から湯船に精油を入れると、浴室全体が香りで満たされるので入った瞬間幸せな気分にスイッチオン。30分ほど、雑誌を見たり深い呼吸を意識してリラックス。入浴後はしっかり水分補給します。

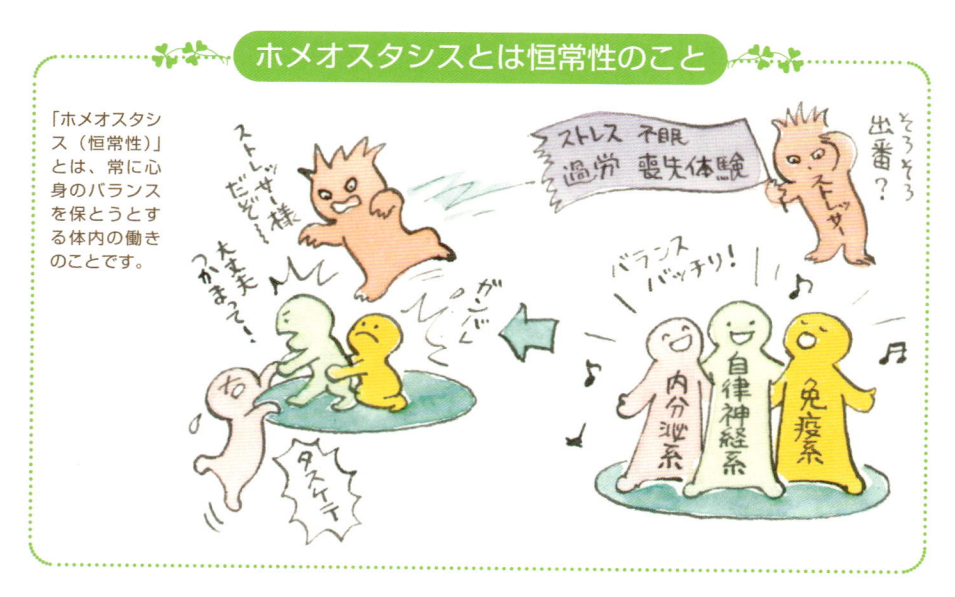

ホメオスタシスとは恒常性のこと

「ホメオスタシス（恒常性）」とは、常に心身のバランスを保とうとする体内の働きのことです。

不眠を解消したい

寝つきが悪い、眠りが浅い、夜中に目が冴える、心の緊張が解けず寝つけない。本来私たちはホメオスタシスという機能を備えているのですが、不眠も心身のバランスが崩れているのが原因です。質の良い眠りは明日のパワーの源。自然な眠りを香りによって導くことができれば、薬に頼らない自分に自信がもてるようになります。

ホルモンバランスを整えるローズオットー、ゼラニウム、交感神経を鎮めるメリッサ、ネロリも不眠に総合的に働きかけます。

芳香浴（ディフューザー）

ラベンダーとスイートマジョラムのブレンド
（滴数は機種に従う）

おやすみ前のひとときをアロマライトのそばで、子どもたちと今日のできごとを話し合ったりする……。そんなひとときがあるだけで、互いに満ち足りた気持ちで眠りにつけるもの。言葉に出して受けとめてくれる人がいる幸せは、寝つきも良くします。

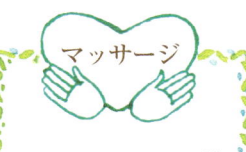

マッサージ

- カモミールローマン　2滴
- バイオレットリーフ　2滴
- ホホバオイル　　　　20ml

不眠や心の落ち着きを促す精油で、誰かにマッサージしてもらえたらベスト。セルフケアでもかまいません。眠る前にベッドの上で軽い体操とフットマッサージをし、そのままおやすみなさい。

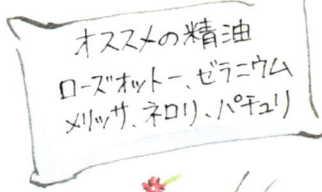

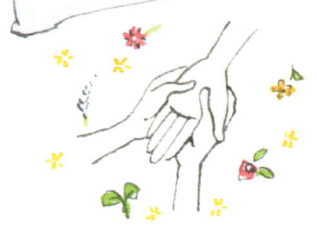

オススメの精油
ローズオットー、ゼラニウム、メリッサ、ネロリ、パチュリ

暮らしにメリハリ!!
「早起き・運動・心の刺激」は自然な眠りを誘います。

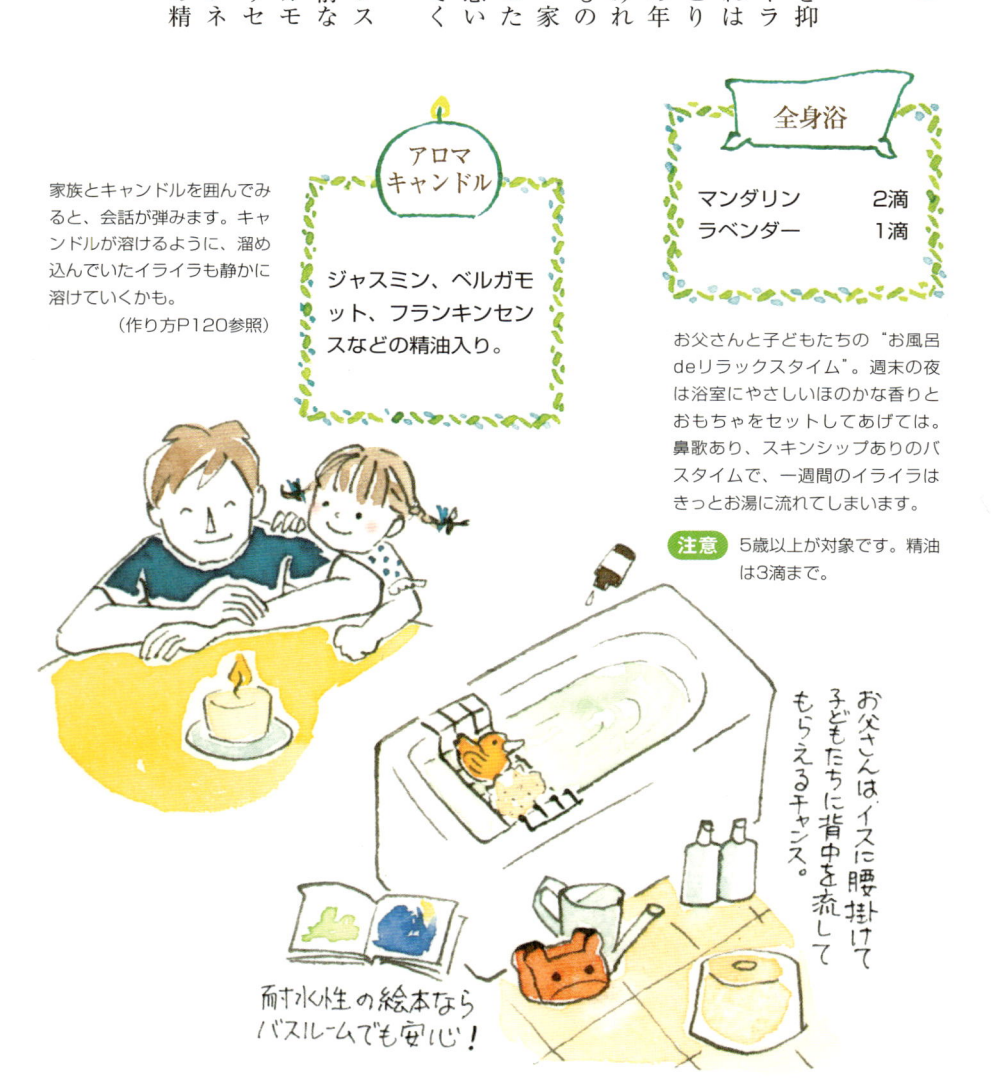

イライラ感をとりたい

自分の気持ちや感情を抑え込んでいるうちに、イライラはつのります。それは大人にも子どもにも起こります。その年代にはその年代の悩みやがまんしなければならないことがあるものです。自分はもちろん、家族のイライラを察知したら、アロマテラピーで思いやりケアを実践してみてください。

女性ホルモンのバランスが崩れたときや、月経前などに起こるイライラはカモミールローマン、クラリセージ、メリッサ、フェンネル、イランイランなどの精油が向いています。

全身浴

マンダリン	2滴
ラベンダー	1滴

お父さんと子どもたちの"お風呂deリラックスタイム"。週末の夜は浴室にやさしいほのかな香りとおもちゃをセットしてあげては。鼻歌あり、スキンシップありのバスタイムで、一週間のイライラはきっとお湯に流れてしまいます。

注意 5歳以上が対象です。精油は3滴まで。

アロマキャンドル

ジャスミン、ベルガモット、フランキンセンスなどの精油入り。

家族とキャンドルを囲んでみると、会話が弾みます。キャンドルが溶けるように、溜め込んでいたイライラも静かに溶けていくかも。
（作り方P120参照）

お父さんは、イスに腰掛けて子どもたちに背中を流してもらえるチャンス。

耐水性の絵本ならバスルームでも安心！

憂うつな気分を解消したい

憂うつなときにこそアロマの出番です。使っている香りのもととなる植物の姿をイメージして、香りの旅をしてみましょう。気分転換を図ることは、心の安定剤になります。

> **そのほかオススメの精油**
> カモミールジャーマン、スイートマジョラム、メリッサ、ラベンダー、レモングラス、ローズマリー、ネロリ、ローズアブソリュート、ブラックペッパー

全身浴

プチグレイン	3滴
イランイラン	2滴

自信を取り戻す精油です。ぬるめの温度で、ゆっくりと時間をかけてリラクセーションします。

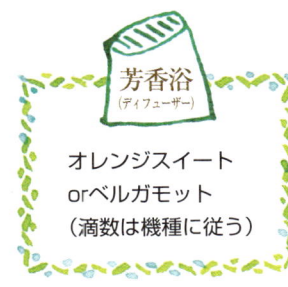

芳香浴（ディフューザー）

オレンジスイート or ベルガモット
（滴数は機種に従う）

とにかく、明るく温かいイメージで気持ちを前向きにもっていきたい……そんなときにはディフューザーで芳香浴。バニラのようなベンゾインの香りもオススメ。

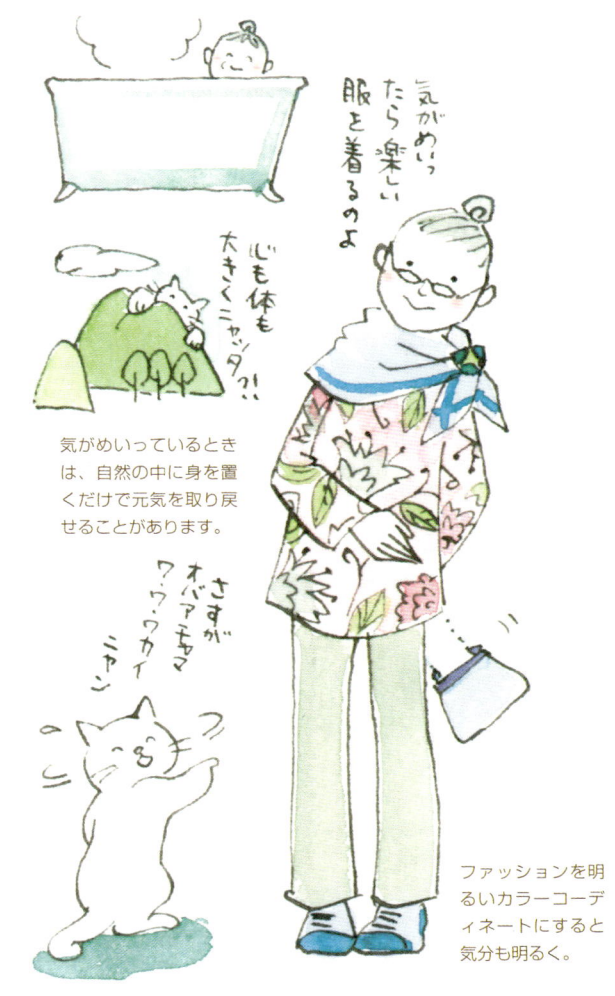

気がめいっているときは、自然の中に身を置くだけで元気を取り戻せることがあります。

ファッションを明るいカラーコーディネートにすると気分も明るく。

Chapter 4　アロマで心身を癒す極上レシピ

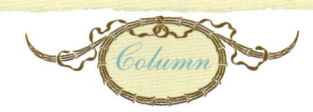

ハーブ料理を楽しみましょう

なじみの食材をハーブでアレンジするだけで新鮮な一品に早変わり。ハーブはフレッシュ、ドライと臨機応変に使い分けましょう。身近にあるハーブは、アイディアの宝庫です。

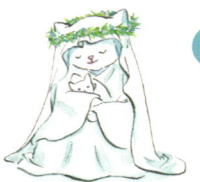

モーニング・ハーブ セット

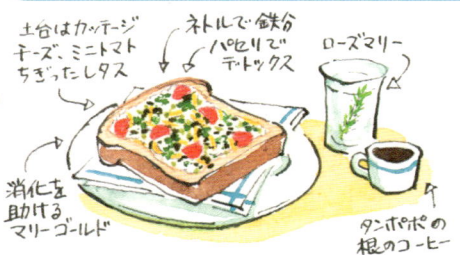

ローズマリーは「海の雫」という意味。別名「マリア様のバラ」とよばれ、親しまれています。

土台はカッテージチーズ、ミニトマト、ちぎったレタス
ネトルで鉄分 パセリでデトックス
ローズマリー
消化を助けるマリーゴールド
タンポポの根のコーヒー

ローズマリーの枝を水に浸せば、脳が目覚めるハーブウォーターのできあがりです。タンポポのハーブコーヒーは血液をきれいにしてくれます。天然酵母の食パンにはハーブサラダをトッピング。低カロリー、高栄養の朝食で、さぁ、一日のスタートです！

"タンポポ コーヒー" はいかが？

タンポポの根を細かくして炒ったものを、5gほどペーパーフィルターでこして飲みます。コーヒーのように香ばしいのにカフェインレス。しかも肝臓を強くし、便秘、冷え性にも効果あり。

ローズヒップジャムの美肌スイーツ

※ローズヒップでジャムを作ったら、ほかの材料とともに盛りつけるだけ！ ヘルシーな天然の甘さだけでスイーツ気分が満喫できます。熱に強いローズヒップのビタミンCと、アボカドのビタミンB・Eの最強美肌コンビもうれしいですね。

※野バラの実を乾燥させて種子や毛を取り除き、砕いたものがローズヒップです。種子を搾ったものがローズヒップオイルとなり、アロマテラピーでは肌に塗って使います。

材料
- ドライのローズヒップ（ざっくり砕いたタイプ）30g
- 水　150ml
- ハチミツ　大さじ2
- アボカド　1個
- プレーンヨーグルト　少々

作り方

1　ローズヒップと水を小鍋に入れて、全体がふやけるまで20～30分煮ます。

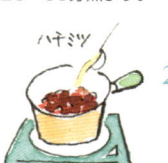

水気が少なくなったら水を少しずつ足す

2　ハチミツを入れて保温プレートに移す。20分ほど温めながら混ぜて、程良いジャムペーストになれば完成。自然に冷まします。

3　アボカドを縦半分に切り、底を少しカットして安定させ、器にします。

種／身を少しすくい取る／カット

①ヨーグルトを七分目まで流し込む
②ジャムを中心にのせる
③すくい取ったアボカドをハート形を作って飾る

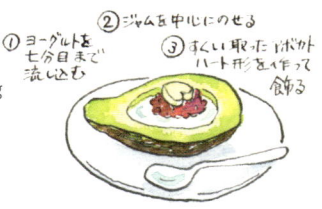

4　盛りつけて完成です。

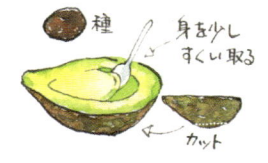

Chapter 5

オリジナルを手作りする
ナチュラルな暮らし

精油と、からだに安全・安心な天然素材の材料を使えば、
スキンケアやハウスケア用品を手作りすることができます。
手作りをしてナチュラルな暮らしを楽しみましょう。

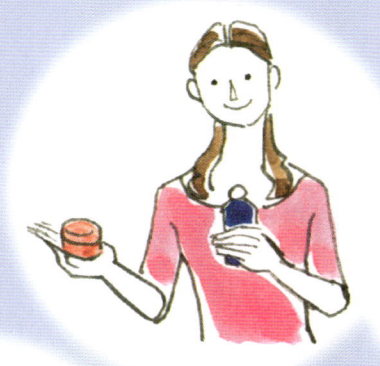

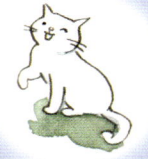

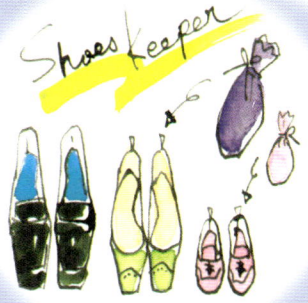

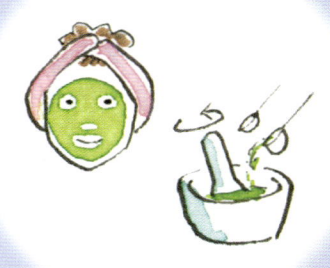

必要な材料

精油や植物油に、天然素材をプラスして手作りすれば、安全で心地よい暮らしが実践できます。最初から全部そろえるより、そのつど、そろえるほうが材料も新鮮です。

おもにアロマテラピー専門店で扱っているもの
Aromatherapy shop

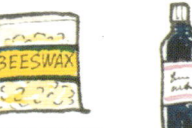

蜜ろう（ビーズワックス）
ミツバチの巣から採れる「ろう」で保湿作用があります。クリーム作りに。

フローラルウォーター（芳香蒸留水）
精油を水蒸気蒸留法で採取する工程でできる副産物。微量な精油成分と天然のほのかな香りがある贅沢なウォーター。ローション、パック、クリーム作りに。

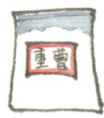

重曹（ベーキングソーダ）
炭酸水素ナトリウムが正式名。人の体内や海の中にも存在しており、汚れを分解して中和する役目があります。入浴剤、歯みがき剤用ならアロマテラピー専門店で求めましょう。

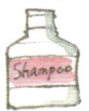

ベースシャンプー
無香料、無着色のシャンプー。自分の髪質に合った精油を入れて作ります。

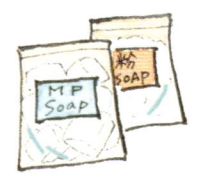

クエン酸
肌質バランスを保つためや、重曹と混ぜて二酸化炭素を発泡させます。発泡入浴剤作りに。薬局にもあります。

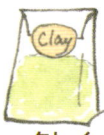

キサンタンガム
植物由来のジェルベース。夏のスキンケア、防虫ジェル作りに。

クレイ
地層から採掘した、ミネラルを豊富に含む粉末状の粘土類の総称。パック、歯みがき剤、入浴剤、パウダー作り、湿布などに。
● カオリン：乾燥肌から普通肌向きで血行促進、毛穴の老廃物除去に。
● モンモリロナイト：乾燥肌、敏感肌向きで、汚れの吸着や角質除去に。
● そのほかガスール、レッドクレイ

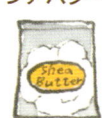

シアバター
サバンナのシアの木の実から採れる植物性油脂。保湿に優れ、紫外線防止にもなるため、そのまま塗って使うこともできます。クリーム作りに。

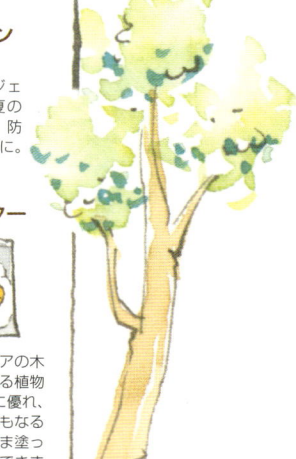

石鹸素地
無香料、無添加で純度の高い石鹸。固形、粉、粒状があります。精油やドライハーブを加えて石鹸作りに。

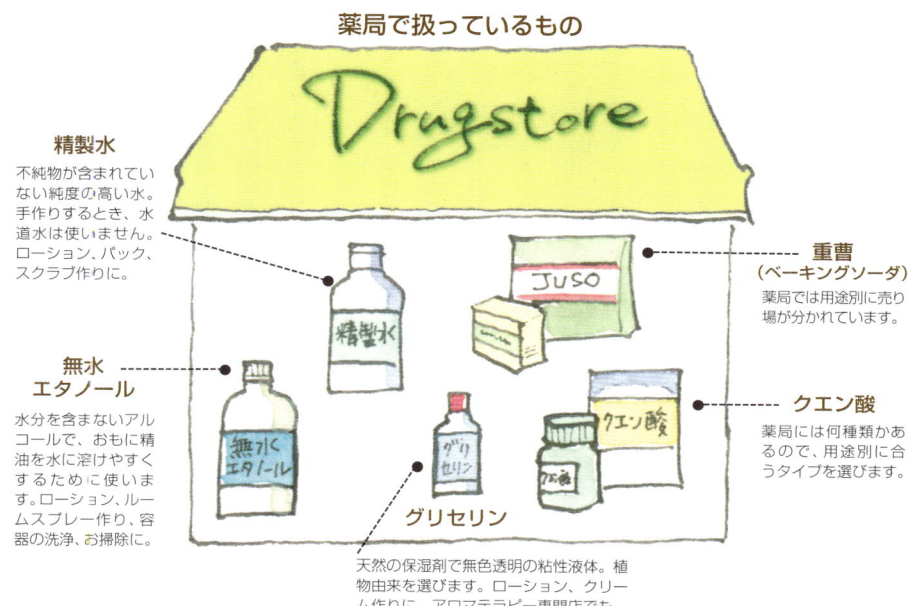

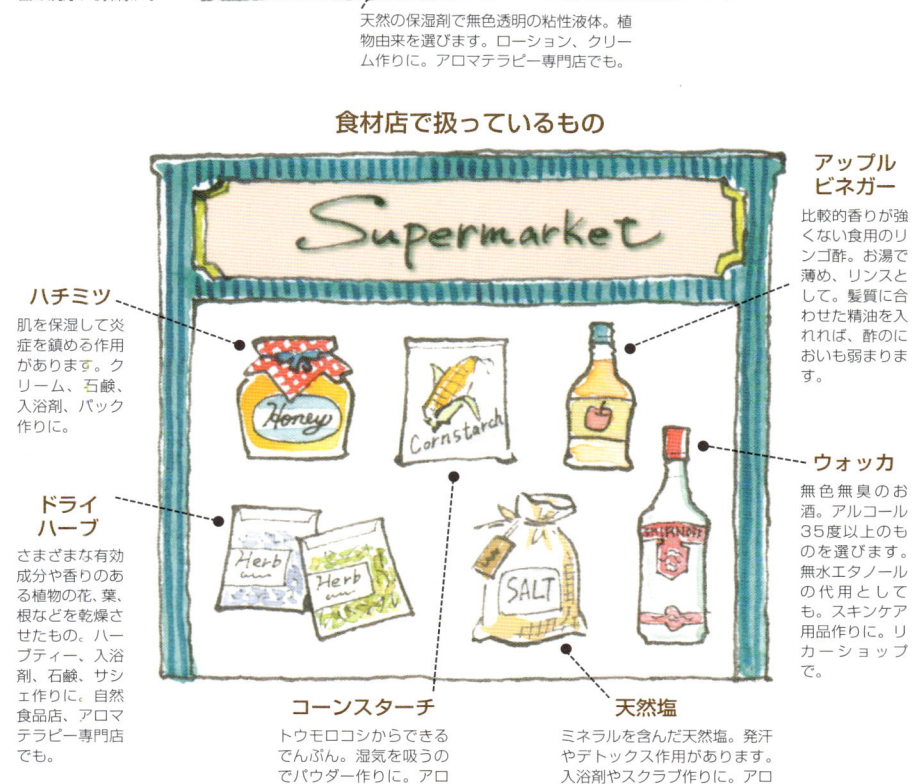

薬局で扱っているもの

Drugstore

精製水
不純物が含まれていない純度の高い水。手作りするとき、水道水は使いません。ローション、パック、スクラブ作りに。

重曹（ベーキングソーダ）
薬局では用途別に売り場が分かれています。

無水エタノール
水分を含まないアルコールで、おもに精油を水に溶けやすくするために使います。ローション、ルームスプレー作り、容器の洗浄、お掃除に。

クエン酸
薬局には何種類かあるので、用途別に合うタイプを選びます。

グリセリン
天然の保湿剤で無色透明の粘性液体。植物由来を選びます。ローション、クリーム作りに。アロマテラピー専門店でも。

食材店で扱っているもの

Supermarket

ハチミツ
肌を保湿して炎症を鎮める作用があります。クリーム、石鹸、入浴剤、パック作りに。

アップルビネガー
比較的香りが強くない食用のリンゴ酢。お湯で薄め、リンスとして。髪質に合わせた精油を入れれば、酢のにおいも弱まります。

ドライハーブ
さまざまな有効成分や香りのある植物の花、葉、根などを乾燥させたもの。ハーブティー、入浴剤、石鹸、サシェ作りに。自然食品店、アロマテラピー専門店でも。

ウォッカ
無色無臭のお酒。アルコール35度以上のものを選びます。無水エタノールの代用としても。スキンケア用品作りに。リカーショップで。

コーンスターチ
トウモロコシからできるでんぷん。湿気を吸うのでパウダー作りに。アロマテラピー専門店でも。

天然塩
ミネラルを含んだ天然塩。発汗やデトックス作用があります。入浴剤やスクラブ作りに。アロマテラピー専門店でも。

必要な道具

特殊な道具は必要ありません。ポイントは材料の正確な計量と、容器・道具の消毒です。雑貨店、アロマテラピー専門店で手に入ります。

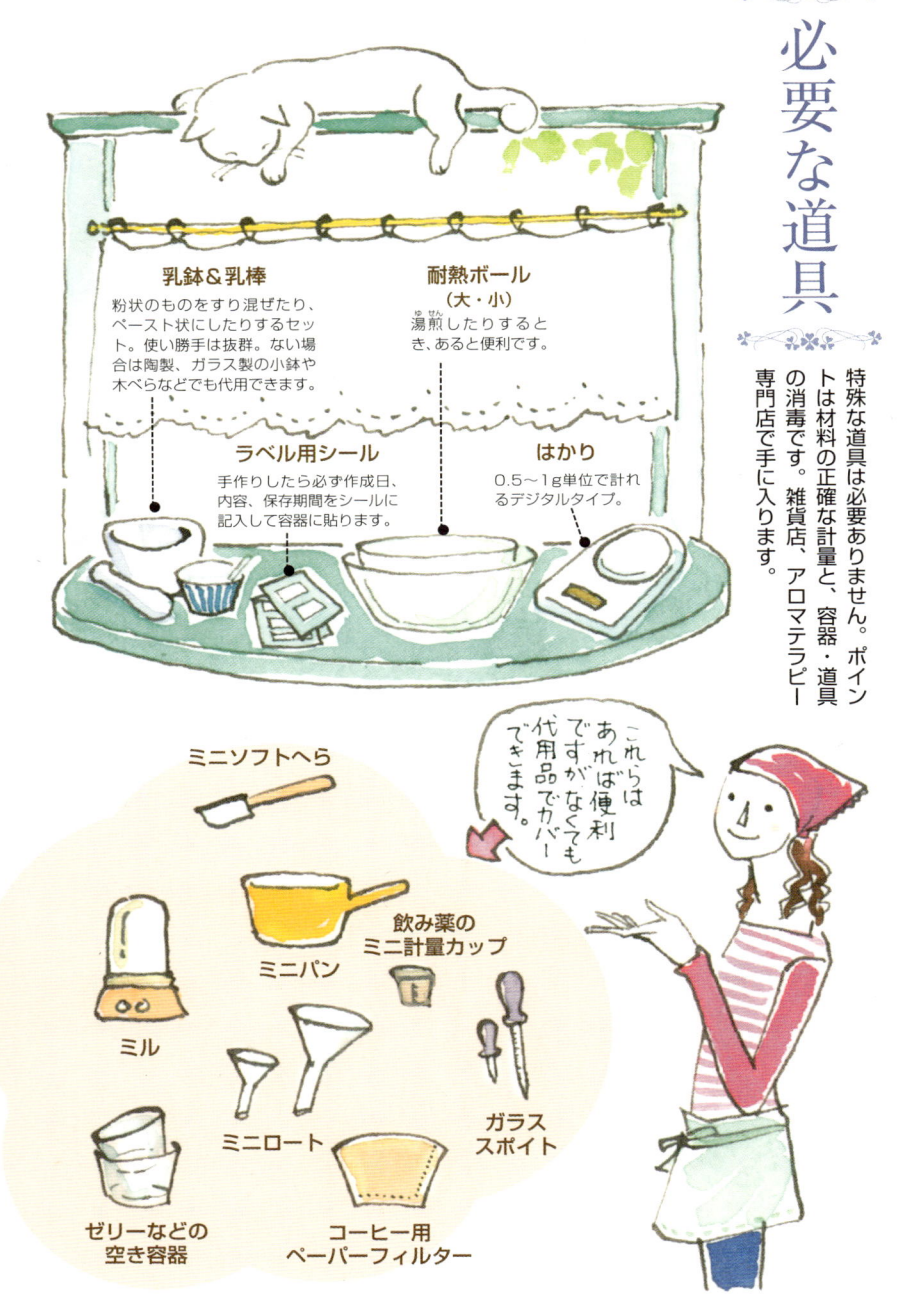

乳鉢＆乳棒
粉状のものをすり混ぜたり、ペースト状にしたりするセット。使い勝手は抜群。ない場合は陶製、ガラス製の小鉢や木べらなどでも代用できます。

耐熱ボール（大・小）
湯煎したりするとき、あると便利です。

ラベル用シール
手作りしたら必ず作成日、内容、保存期間をシールに記入して容器に貼ります。

はかり
0.5〜1g単位で計れるデジタルタイプ。

> これらはあれば便利ですが、なくても代用品でカバーできます。

- ミニソフトへら
- ミニパン
- 飲み薬のミニ計量カップ
- ミル
- ミニロート
- ガラススポイト
- ゼリーなどの空き容器
- コーヒー用ペーパーフィルター

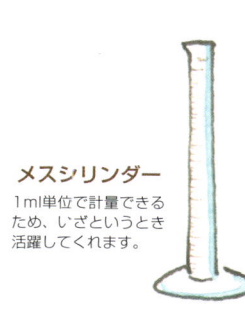

メスシリンダー
1ml単位で計量できるため、いざというとき活躍してくれます。

ガラス棒
材料を撹拌する棒。竹串でも代用できますが、使い捨てしない方向に切り替えていきましょう。

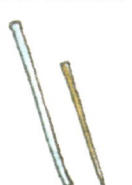

計量スプーン
5ml / 10ml / 15ml
1ml / 2ml / 2.5ml

大さじ15ml、小さじ5mlをおもに使います。2.5mlと1mlもあると便利です。

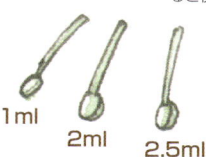

保存容器
精油は光や熱の影響を受けやすいので、ガラス製の遮光瓶が理想的です。スプレー式、ドロッパー式などを用途に合わせて使い分けましょう。使用期間や内容物により、問題のない範囲でプラスチックを利用することもあります。

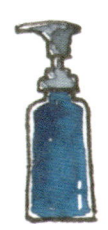

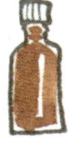

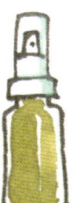

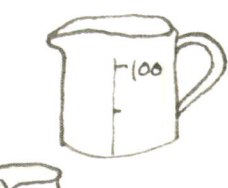

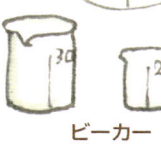

ビーカー
耐熱性で100ml、30mlの2タイプがあるとまずは安心。徐々に増やすのも楽しい。

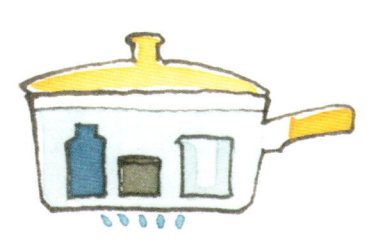

消毒方法

ガラス製品の消毒
お鍋で約10分間煮沸消毒し、自然乾燥させて水分をとばします。

＊無水エタノールのかわりにウォッカ（アルコール35度以上）などのアルコールを使っても良いです。

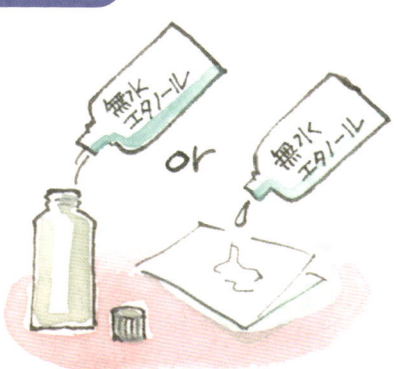

プラスチック製品の消毒
無水エタノールで洗浄するか、ペーパータオルに含ませて拭きます。ガラス製品も、急ぐ場合はこの方法でも良いでしょう。

人にも環境にもやさしく

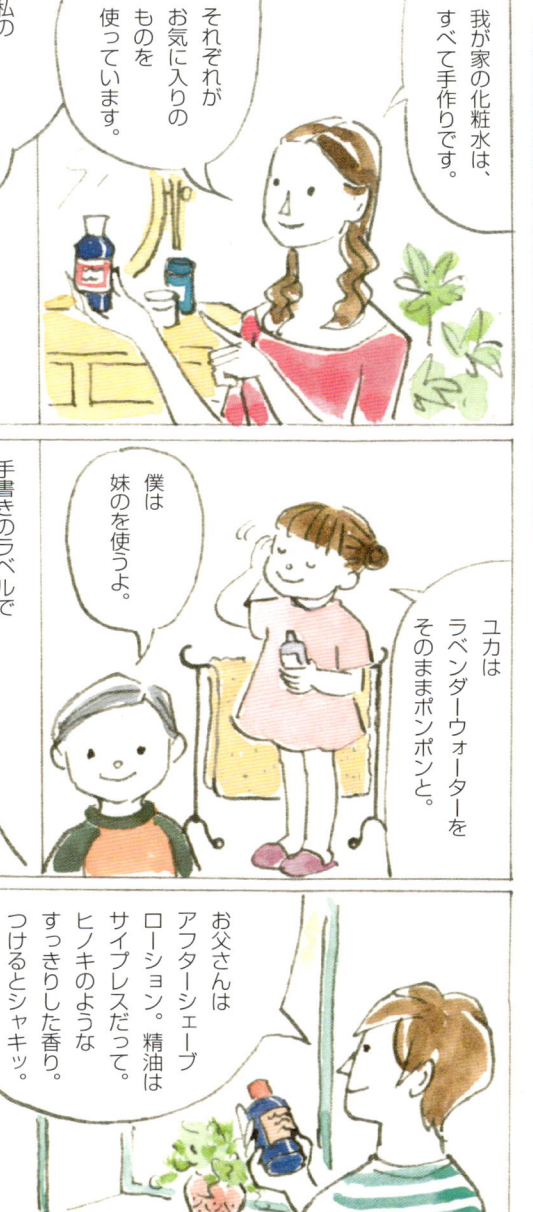

我が家の化粧水は、すべて手作りです。

それぞれがお気に入りのものを使っています。

私の化粧水には、細胞を活発にしてくれるネロリの精油が入っているの。

ユカはラベンダーウォーターをそのままポンポンと。

僕は妹のを使うよ。

手書きのラベルで内容や使用期限も書きます。

お父さんはアフターシェーブローション。精油はサイプレスだって。ヒノキのようなすっきりした香り。つけるとシャキッ。

うちはどうして手作りしているの？

化粧水などは自分で手作りできます。保存料は入っていないので、使用期限を守って正しく使いましょう。

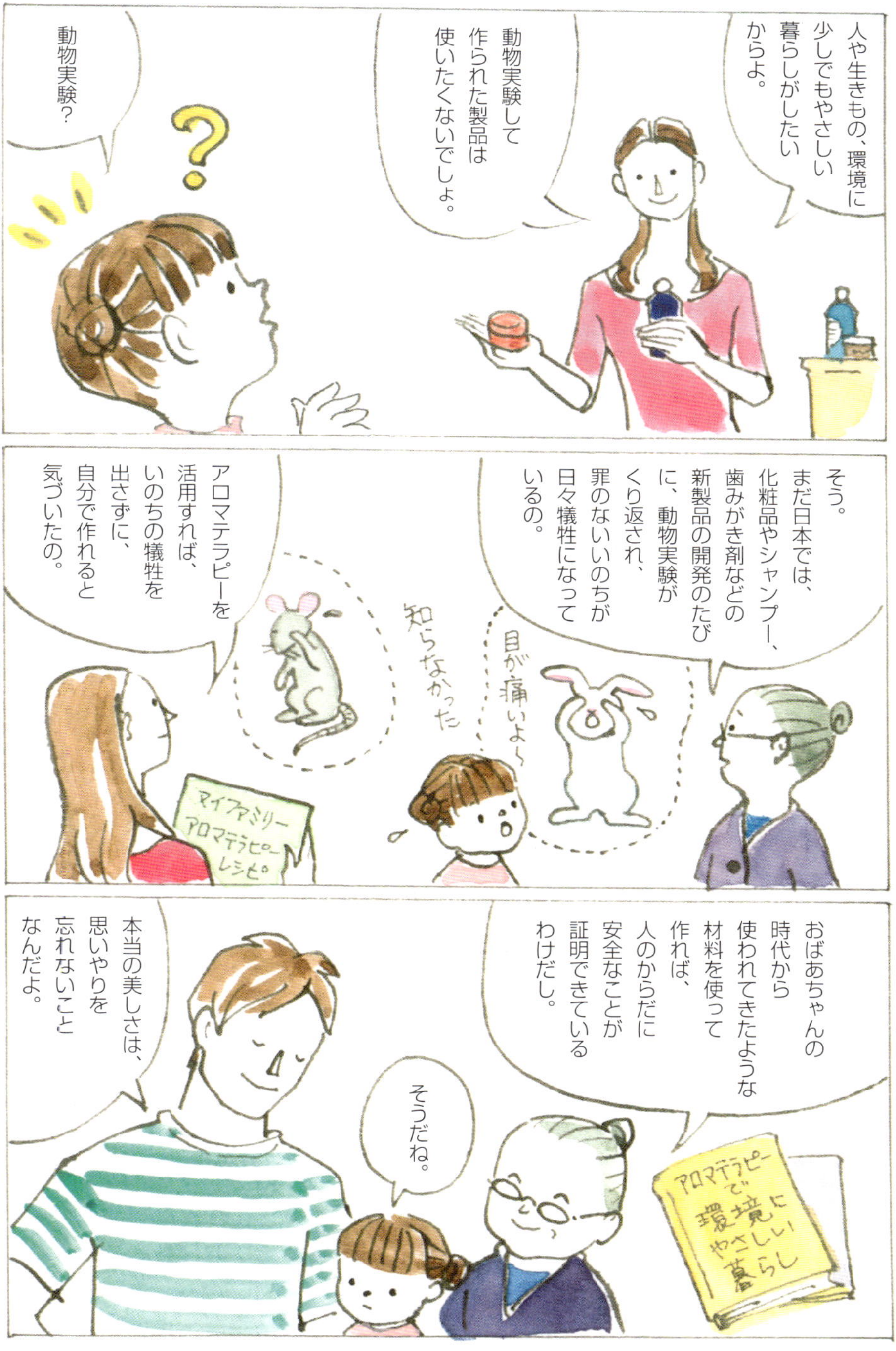
人や生きもの、環境に少しでもやさしい暮らしがしたいからよ。
動物実験して作られた製品は使いたくないでしょ。
動物実験？
そう。まだ日本では、化粧品やシャンプー、歯みがき剤などの新製品の開発のたびに、動物実験がくり返され、罪のないいのちが日々犠牲になっているの。
目が痛いよ～
知らなかった
アロマテラピーを活用すれば、いのちの犠牲を出さずに、自分で作れると気づいたの。
マイファミリー アロマテラピー レシピ
おばあちゃんの時代から使われてきたような材料を使って作れば、人のからだに安全なことが証明できているわけだし。
アロマテラピーで 環境にやさしい暮らし
そうだね。
本当の美しさは、思いやりを忘れないことなんだよ。

ボディケア

ローション

洗顔後はローションで水分をたっぷり補いましょう。1年を通じて肌は微妙に変化します。そのつど、各精油の作用を活かして作ることができるのは、デリケートな肌への思いやりでもあります。

どちらのタイプも50〜60ml用の遮光瓶に入れ、2週間で使いきります。

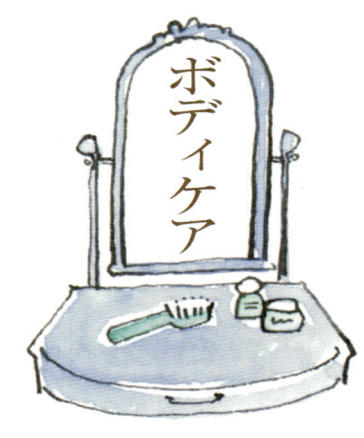

作り方

1. ビーカーに無水エタノール（またはグリセリン）を入れてから精油を入れ、ガラス棒で混ぜる。

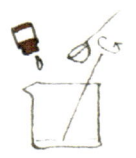

2. 精製水（またはオレンジフラワーウォーター）を入れてさらに混ぜる。

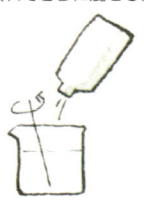

3. 遮光瓶に移し、日付をシールに記入して貼る。よく振ってから使う。

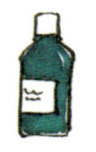

しっとりタイプ

- グリセリン　　　5ml
- オレンジフラワーウォーター※　　45ml
- 精油 ネロリ　　5滴

⬇

年輩の方にもオススメ！

肌の弾力と新陳代謝を促すフランキンセンス、ベンゾイン、サンダルウッドなどの精油に置き換え、ホホバオイルを1ml加えればさらにしっとり。

※フローラルウォーターの一種（P24ネロリ参照）。ローズと並んでわずかしか採れないネロリの精油ですが、これはそのとき副産物として採れる優雅な香りのウォーター。

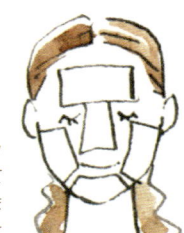

＊ローションをコットンに染み込ませてしばらくそのままに。しっかり保湿されます。

さっぱりタイプ

- 無水エタノール　5ml
- 精製水　　　　　45ml
- 精油 ラベンダー　5滴

⬇

シェービングローションに応用！

精油をサイプレス3滴、カユプテ2滴に置き換えて、肌の引き締めと殺菌をおこない、汗を抑えます。シャキッと前向きになる香りでお父さんもリフレッシュ！

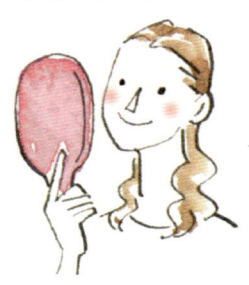

＊常に自分の肌状態をチェックしケアすることが、肌力アップへとつながります。

美容オイル

肌への浸透力、品質保持力が抜群のホホバオイルをベースに作る美容オイルです。肌質によって配合するオイルや精油を選んで混ぜるだけ。ローズヒップオイルは免疫力を高めてビタミンが豊富。アボカドオイルは栄養価が高いので老化肌にも。月見草オイルは肌の新陳代謝を高めます。

気になる部分にはていねいに指でマッサージするようにして塗りましょう。

酸化の早いローズヒップオイルや月見草オイルは、ホホバオイルをブレンドすると長もちします。25ml用の遮光瓶に入れ、保存期間は2ヶ月以内を守りましょう。

肌細胞回復オイル
ホホバオイル　　　15ml
月見草オイル　　　5ml
精油
ベンゾイン　　　　1滴
ゼラニウム　　　　1滴

うるおい回復オイル
ホホバオイル　　　15ml
アボカドオイル　　5ml
精油
イランイラン　　　1滴
スイートマジョラム　1滴

肌弾力回復オイル
ホホバオイル　　　15ml
ローズヒップオイル　5ml
精油
サンダルウッド　　1滴
パルマローザ　　　1滴

作り方

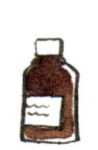

1　ビーカーに2種のオイルを入れてから精油を落とし、ガラス棒でよく混ぜる。

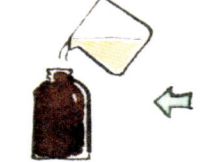

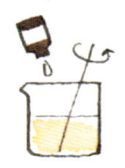

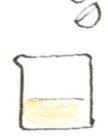

2　遮光瓶に移してできあがり。

＊アミノ酸やビタミン、カロテン豊富なホホバオイルだけで合計20mlにしてもかまいません。品質保持や滴数など、守るべきポイントさえ押さえていれば自由にアレンジしてください！

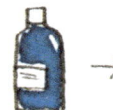

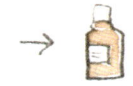

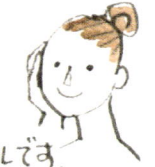

使い方

お肌につけるときは、ローションの次に美容オイルです。

手作りするものはすべて、使用期限と内容をシールに書いて容器に貼ってください。

フェイスクリーム

フェイスクリームは、程良くのびることが大切なポイント。蜜ろうで作るクリーム類はとても簡単で、自然の恵みがいっぱいです。リップやハンドクリームも作り方の基本は同じ。栄養価の高いアボカドオイルは、贅沢なスキンケアにぴったりです。肌のコンディションに合わせて精油を変えて楽しみましょう。

作ったクリーム類は、常温で2ヶ月以内に使いきります。

リッチタイプ

- 蜜ろう　　　　　　5g
- ホホバオイル　　15ml
- アボカドオイル 10ml
- 精油
- フランキンセンス　1滴
- パチュリ　　　　　1滴
- クリーム容器

作り方

1. 取っ手つきの耐熱ビーカーに蜜ろうとキャリアオイルを入れ、湯煎で温めて溶かす。

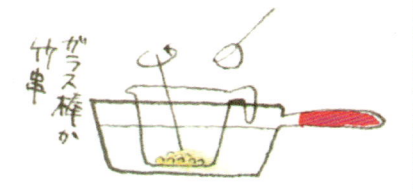

（ガラス棒か竹串）

2. クリーム容器に移す。固まりはじめたら精油を落とし、さらに混ぜて固まればできあがり。

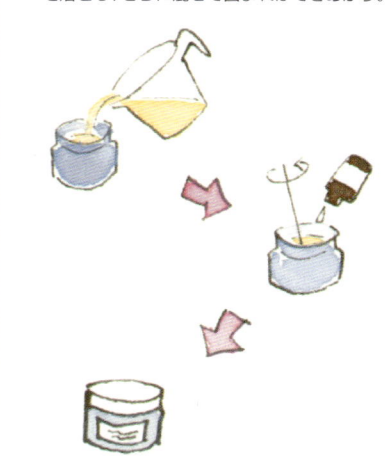

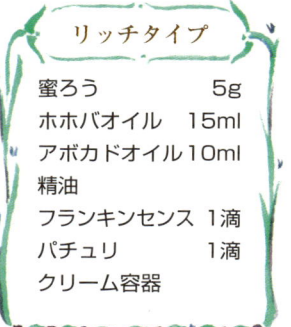

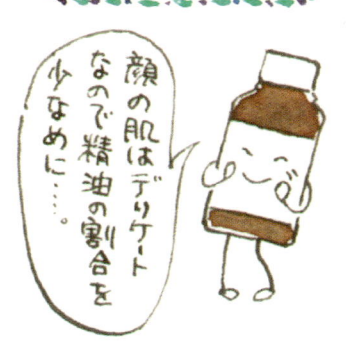

顔の肌はデリケートなので精油の割合を少なめに……

使い方

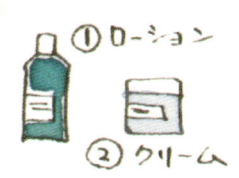

① ローション
② クリーム

106

ハンドクリーム

シアバターを加えて作る、うるおいを取り戻すクリームです。たっぷり塗って手袋をはめて眠れば、翌朝は手がふっくらとよみがえっていることでしょう。翌朝のハッピースタートは、前夜のハンドケアからすでにはじまっています！

リップクリーム

唇に塗るものなので精油は入れず、ハチミツを使って、しっとりリップクリームに。ポケットに忍ばせておくと、乾燥する前にケアできて重宝します。お友達にも見せたくなるスティックタイプです。

しっとりタイプ

蜜ろう	2g
ホホバオイル	7ml
ハチミツ	小さじ1/2
リップスティック容器	

うるおいタイプ

蜜ろう	3g
ホホバオイル	20ml
シアバター	2g
精油 ラベンダー	3滴
イランイラン	2滴
クリーム容器	

＊精油の入ったハンドクリームは自然の香りのベールをまとい、それだけで癒し効果ありですね。

作り方（リップクリーム）

1. 取っ手つきの耐熱ビーカーに蜜ろうとホホバオイルを入れて、湯煎で温めて溶かす。

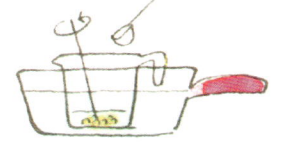

2. そこにハチミツを入れ、ガラス棒で混ぜて溶かす。

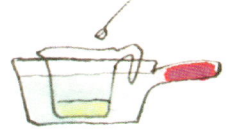

3. リップスティック容器からクリームが溢れないようにそっと流し込み、固まればできあがり。

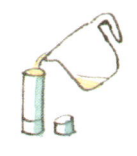

作り方（ハンドクリーム）

1. 取っ手つきの耐熱ビーカーに蜜ろうとホホバオイルを入れて、湯煎で温めて溶かす。

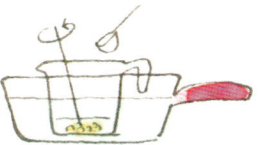

2. さらにシアバターを入れ、ガラス棒で混ぜてよく溶かす。

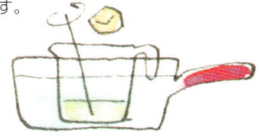

3. クリーム容器に流し込み、固まりはじめたら精油を落としてさらに混ぜ、固まればできあがり。

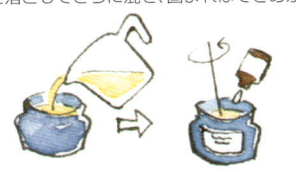

ソープ

無添加、無香料の石鹸素地に精油を入れて作るナチュラルな石鹸です。石鹸素地には粉末と固形があります。ここでは固形タイプのMPグリセリンソープを使います。精油のほかにドライハーブなどを入れると、見た目のカラーコントラストがきれいです。

* 簡単！ 楽しい！ ので、子どもたちと一緒に石鹸作りでコミュニケーションしてみては!?
* 流し込む型により異なりますが、約3〜4個分できます。ゼリーなど空き容器を利用しても。
* おばあさまにはパチュリ、お父さんにはシダーウッドの精油を入れてオリジナルをプレゼント。

しっとりソープ

白MPソープ	200g
精油	
ゼラニウム	10滴
イランイラン	10滴
ドライハーブの	
マリーゴールド	少々
石鹸の型	3〜4個

殺菌引き締めソープ

透明MPソープ	200g
精油 ローズマリー	5滴
ティートリー	5滴
ラベンダー	10滴
ドライハーブの	
ローズマリー	少々
石鹸の型	3〜4個

作り方

1. MPソープをキューブ形にカットして耐熱ビーカーに入れ、電子レンジで溶かす。このときレンジは20〜30秒単位でくり返しながら溶け具合を確認し、完全に溶かす。

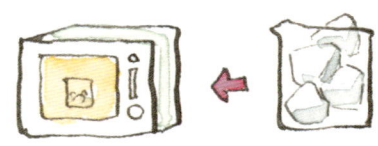

2. 1に精油を入れてガラス棒でよく混ぜた後、型に流し込む。

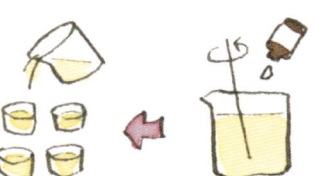

3. 固まらないうちに、ローズマリーまたはマリーゴールドを散らしながら入れる。

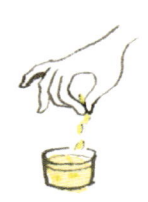

4. しばらくして固まったら型から取り出し、風通しの良い場所で3〜4日乾かしてできあがり。

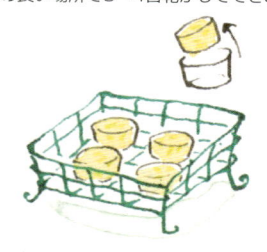

歯みがき剤

歯みがき剤は家族全員で使えます。クレイや重曹は、汚れを落とす天然の素材です。植物性のグリセリンは食用としても使われ、粘性と甘みがあるので小さな子どもの歯みがき練習にも役立ちます。

クレンジングオイル

栄養価の高いキャリアオイルと肌質に合わせた精油で作ります。肌に負担をかけずにメイクや汚れを落とすうえ、精油の芳香成分が皮下組織の毛細血管まで届いて、肌を健やかに保ちます。皮脂は守られたまま、赤ちゃんの肌のように。

ファミリー向き

ホワイトクレイ　　　小さじ1/2
重曹　　　　　　　小さじ1/2
グリセリン　　　　　小さじ1

作り方

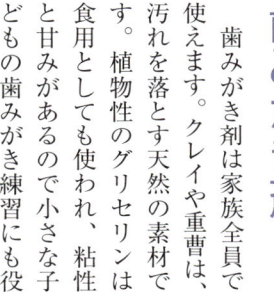

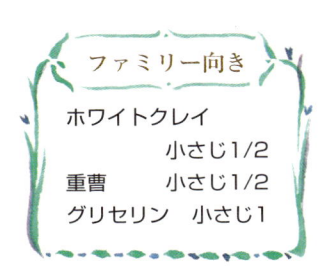

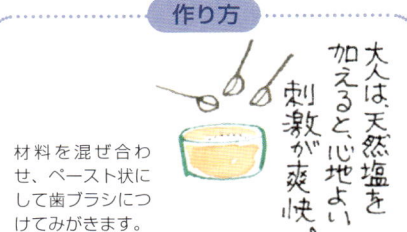

材料を混ぜ合わせ、ペースト状にして歯ブラシにつけてみがきます。

大人は、天然塩を加えると、心地よい刺激が爽快。

うがい

歯みがきの後や帰宅直後のうがいの習慣には、ペパーミントのハーブティーを濃いめに入れて作っておくと便利です。それを水か湯で割ってうがいをします。天然の殺菌作用と爽快感は気持ちまで明るくしてくれます。

＊精油は日本では内服禁止です。万が一、歯みがき中に子どもが飲み込んだときのことを考えて精油は使っていません。

クレンジングオイル

肌を乾燥から守る
スイートアーモンドオイル　30ml
精油 フランキンセンス　3滴

肌を柔らかくする
マカデミアナッツオイル　30ml
精油 スイートマジョラム　3滴

皮脂バランスを整える
ホホバオイル　　　30ml
精油 ラベンダー　　3滴

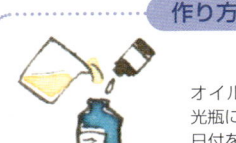

作り方

オイルに精油を混ぜて遮光瓶に入れて完成。
日付をつけて1ヶ月ほどで使いきりましょう。

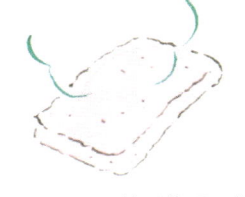

使い方

オイルを手に取り、滑らかにマッサージして、メイクをゆっくり浮き上がらせます。蒸しタオルで顔を包み込むようにした後、メイクをそっと拭き取ります。

フェイス・スクラブ

フェイス・スクラブは、こわばった肌表面の角質をこすり落とすのではなく、滑らかにします。健康的な肌再生メカニズムを促すためにおこなうのが、スクラブケアと言えるでしょう。

ボディ・スクラブ

ボディ・スクラブは、からだを洗ってさらに浴槽で温まり、毛穴が充分開いてから使うとより効果的です。

使うときは一度で使いきりましょう。

ボディ・スクラブ

- 天然塩　　　　　大さじ3
- グレープシードオイル　　　　　　　　15ml
- 精油 ジュニパー　1滴
- 　　 サイプレス　1滴
- 抹茶の粉　　　　小さじ1

＊精油のジュニパーでデトックス。サイプレスで引き締め。抹茶は抗酸化作用に優れ、ビタミンCも豊富です。

フェイス・スクラブ

- オートミール（または米ぬか）　　大さじ2
- アプリコットカーネルオイル（またはホホバオイル）15ml
- 精油 レモン　　1滴
- オレンジフラワーウォーター（または精製水）約20ml

＊レモンは光毒性があるので、夜に使います。

作り方（ボディ・スクラブ）

1. 乳鉢に天然塩と抹茶を入れて乳棒でよくなじませる。
2. オイルに精油を混ぜてから乳鉢に入れ、乳棒でよく混ぜて完成。

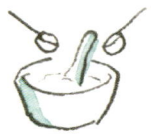

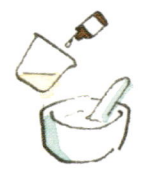

天然塩はお好みで加減してください。細かくてなめらかなものを。

作り方（フェイス・スクラブ）

1. オートミールをミルで滑らかな粉状に挽いてから乳鉢に入れる。
2. オイルに精油を混ぜてから乳鉢に入れ、乳棒でよく混ぜる。
3. オレンジフラワーウォーターを少しずつ入れて使いやすい固さにして完成。

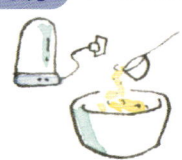

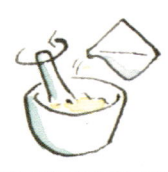

使い方（ボディ）：手の平に少しずつスクラブを取り、濡れているからだにつけてマッサージ。

使い方（フェイス）：濡らした顔を、目や口元を避けてスクラブでやさしくマッサージしたら、ぬるま湯でていねいに洗い流します。

フェイス・パック

ミネラル豊富なクレイパックと精油で、肌に負担をかけず、毛穴の汚れを取り除きます。週1回の定期的なパックでキメの整った肌に導きましょう！バスエステは至福の時間です。
使うときは一度で使いきりましょう。

しっとりパック

モンモリロナイト（または
カオリンなど）　大さじ1
ホホバオイル　　　5ml
精油 パチュリ　　　1滴
ローズウォーター
　　　　　　　10〜15ml

＊パチュリは弱った肌に活力を与えます。
＊キャロットシード、サンダルウッド、ゼラニウムなどもオススメです。

作り方

1. 乳鉢にモンモリロナイトを入れてローズウォーターを少し落とし、乳棒でよく混ぜる。

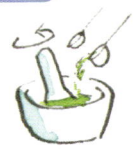

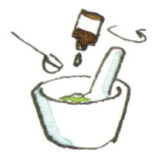

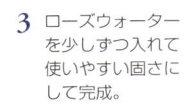

2. オイルに精油を混ぜてから乳鉢に入れて、乳棒でよく混ぜる。

3. ローズウォーターを少しずつ入れて使いやすい固さにして完成。

冬ならハチミツをプラス

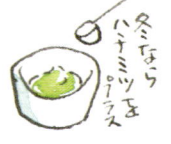

使い方

洗顔後、水気を拭いて目や口元を避けて塗り、数分後（乾く前）ぬるま湯で洗い流します。

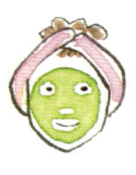

シャンプー&リンス

髪質に合う精油を選んで作る特製シャンプーです！ リンスとともに使い続けるうちに、髪本来の美しさがよみがえります。

基本のシャンプー

無添加ベースシャンプー
　　　　　　　　45ml
精油（ブレンド合計数）
　　　　　　　　10滴
椿オイル（またはオリーブオイル、ホホバオイル）
　　　　　　　　5ml

＊ときには整髪料を使わず髪を休ませることも大切。作ったら1ヶ月以内に使いきりましょう。

汗をかきやすい：ローズマリー、ティートリー、サイプレス、ヒバ、シダーウッド
フケが出やすい：ユーカリ、ローズマリー、シダーウッド、パルマローザ、レモングラス
抜け毛が気になる：ローズマリー、ゼラニウム、レモングラス、シダーウッド
ぱさつく：パルマローザ、イランイラン、サンダルウッド

作り方

容器に材料を入れて混ぜたら完成。排水溝に泡がたまりません！

サラッヤリンス

アップルビネガー
　　　　　　　大さじ1
ローズマリー　　1滴

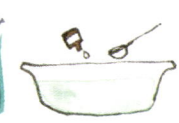

洗面器に材料と八分目のお湯を入れ混ぜる。そこに髪を浸した後、しっかりとすすぎます。（リンスが目にえらないよう注意）

バスソルト

ミネラルが豊富な天然塩は、発汗作用に優れて新陳代謝を高めるので、肌を引き締めてくれます。美容やダイエットには欠かせない天然塩に精油を混ぜて、バスソルトを作ります。

バスフィズ

シュワシュワと発泡しながら浴槽で溶けていく楽しい入浴剤です。子ども（4歳以上）と一緒に入るお風呂にぴったりです。前もって手作りしておけば、一緒に手作りして子どもとさらに盛り上がるでしょうね！

抹茶バス

重曹	大さじ3
クエン酸	小さじ5
コーンスターチ	小さじ5
精油	9滴
ホホバオイル	5ml
抹茶	小さじ1/2
手の平サイズのラップ	3枚

リラックス・血行促進：ラベンダー、ローズマリー、スイートマジョラム、カモミールローマン

＊ゲスト用入浴剤として入浴前に渡せば、バスタイムが思い出に。

作り方

1. ボールに重曹、クエン酸、コーンスターチ、抹茶を入れてよく混ぜる。
2. 小さな器にホホバオイルを入れて、精油を落として混ぜる。
3. 1のボールに2を入れ、よく練り混ぜてから大まかに三等分にする。
4. 手の平にラップを広げ、小分けしたものをのせてボール形に手で丸める。
5. ボールをラップで包み、輪ゴムか紐でてるてる坊主のような形に縛る。15分くらいで固まるが、できれば一晩ほど冷蔵庫で固めたほうがしっかりと固まる。

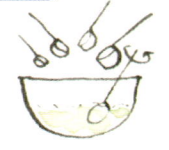

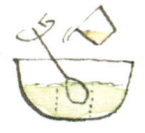

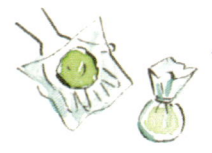

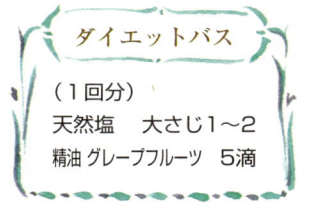

使い方

ラップを外して浴槽内に入れ、発泡しながら溶けていくのを楽しみましょう。よく固まっていると発泡もゆっくり楽しめます。

ダイエットバス

（1回分）
天然塩	大さじ1〜2
精油 グレープフルーツ	5滴

作り方

乳鉢（または陶器、ガラス製の器）に天然塩を入れて、精油を落として混ぜれば完成。

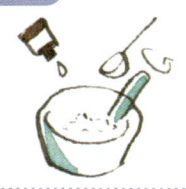

使い方

バスソルトを浴槽に入れて、よく混ぜてから入浴します。グレープフルーツはダイエットやセルライト部分の揉みほぐしに向いていますが、光毒性があるため夜の入浴に使います。

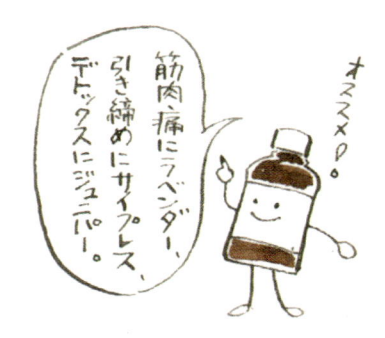

筋肉痛にラベンダー、引き締めにサイプレス、デトックスにジュニパー。オススメ♡

バスオイル

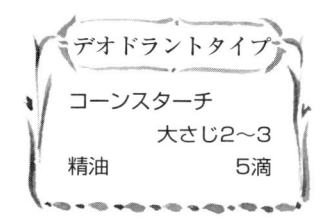

好みの香りや体調に合わせて作る簡単バスオイルです。浴槽でゆったりと温まりながら香りとオイルのしっとり感を満喫できるリラックスタイムに。手足がかさつくときに向いています。

ボディパウダー

汗ばむ季節に肌をさらさらに保ってくれるボディパウダー。森の香りでデオドラントにと広範囲に使え、便利です。小さな容器にパフを入れて携帯すれば、どこでも爽やか気分に。
*フローラルタイプはP129参照。

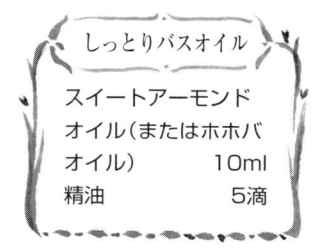

しっとりバスオイル

スイートアーモンドオイル（またはホホバオイル）	10ml
精油	5滴

安眠・リラックス：ラベンダー、スイートマジョラム、カモミール
デトックス：サイプレス、ジュニパー、ユーカリ
美肌：サンダルウッド、イランイラン、ローズオットー

作り方
オイルに精油を混ぜて完成。
（1〜2回分）

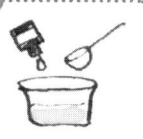

使い方
入浴の直前に浴槽に入れて、かき混ぜてから入ります。自宅で家族と順番に入る場合は、エチケットとして最後に入りましょう。

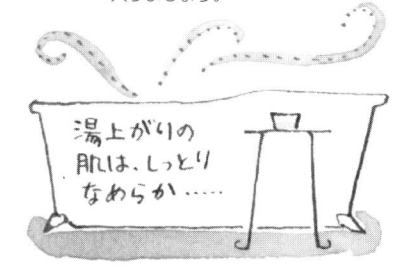

湯上がりの肌は、しっとりなめらか……

デオドラントタイプ

コーンスターチ	大さじ2〜3
精油	5滴

消臭殺菌：ティートリー、シトロネラ、ペパーミント、サイプレス
フレグランス：ローズ、イランイラン、カモミールローマン

作り方
コーンスターチに精油を混ぜて完成。

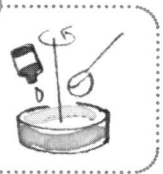

使い方
お出かけ前や、お風呂上がりの肌に、パフで薄くのばす。

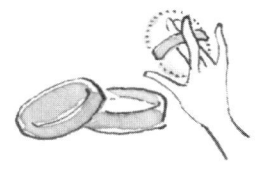

*外出先でのデオドラントに。香りでいつも爽やかに過ごせるので、まわりの人に対しても自信がもてますね。

Chapter 5 オリジナルを手作りするナチュラルな暮らし

手作り洗剤でお掃除

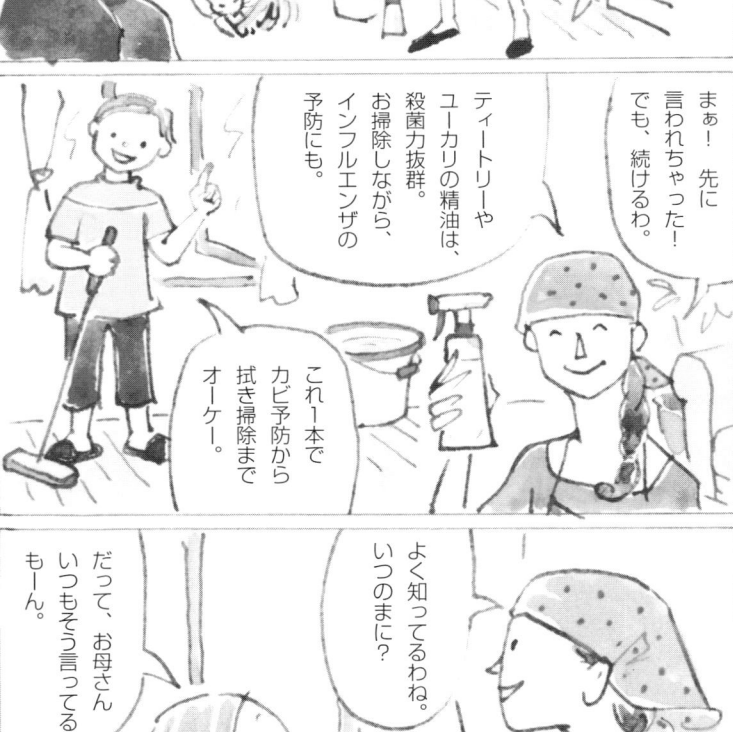

お掃除は楽しく、マメにするのが基本です〜。

掃除にもアロマなんでしょ。

まぁ！　先に言われちゃった！でも、続けるわ。

ティートリーやユーカリの精油は、殺菌力抜群。お掃除しながら、インフルエンザの予防にも。

これ1本でカビ予防から拭き掃除までオーケー。

よく知ってるわね。いつのまに？

だって、お母さんいつもそう言ってるもーん。

お掃除をしながら、病気の予防にもなるなんて。安全な手作り洗剤で、シンプル&エコライフを。

さぁ！
ユカも
おいでー。

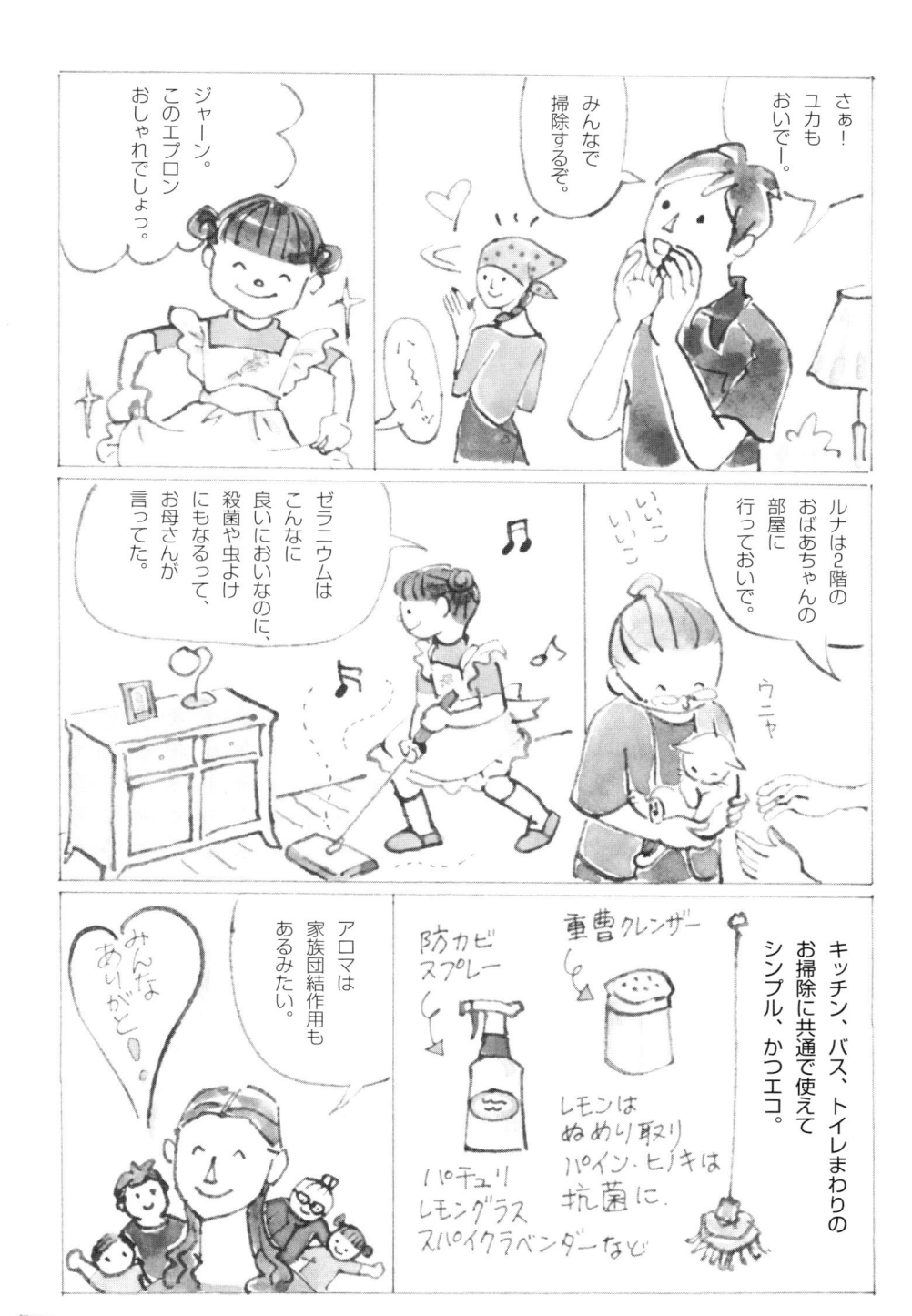

みんなで
掃除するぞ。

ジャーン。
このエプロン
おしゃれでしょっ。

ルナは2階の
おばあちゃんの
部屋に
行っておいで。

ゼラニウムは
こんなに
良いにおいなのに、
殺菌や虫よけ
にもなるって、
お母さんが
言ってた。

キッチン、バス、トイレまわりの
お掃除に共通で使えて
シンプル、かつエコ。

防カビ
スプレー

重曹クレンザー

レモンは
ぬめり取り
パイン・ヒノキは
抗菌に。

パチュリ
レモングラス
スパイクラベンダー など

アロマは
家族団結作用も
あるみたい。

みんな
ありがと！

Chapter 5　オリジナルを手作りするナチュラルな暮らし

ハウスケア

簡単・安全なスプレーやクレンザーを作ってお掃除や暮らしに役立てましょう！　毎日のお掃除方法を見直すことは、地球環境を見直すことにもつながります。天然素材で手作りすれば、海の汚れを極力抑えることができ、動物実験の犠牲も減らせます。お掃除こそグローバルなハートでポジティブにテキパキこなしましょう。精油のパワーも力強い味方です。

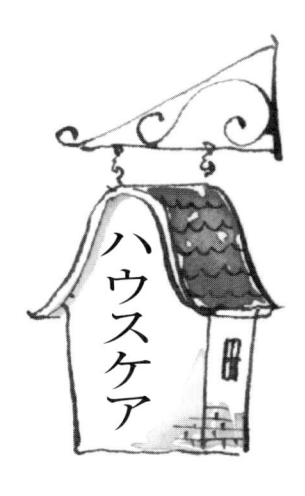

防臭スプレー

玄関や下駄箱、リビング、クローゼット、寝室、子ども部屋などの、においがこもりがちで気になる場所にスプレーします。日ごろから部屋の風通しを良くしておくことも大切。なくなったら精油を変えて作れば、香りも一新！　作り方と使い方はP117を参照。

においスッキリ

無水エタノール	5ml
精油	6滴
精製水	25ml
30ml用スプレー容器	

消臭・防臭作用：レモングラス、プチグレイン、ヒノキ、ヒバ、パイン、ゼラニウム、シトロネラ、サイプレス、ユーカリ、ベルガモット、ミルラ

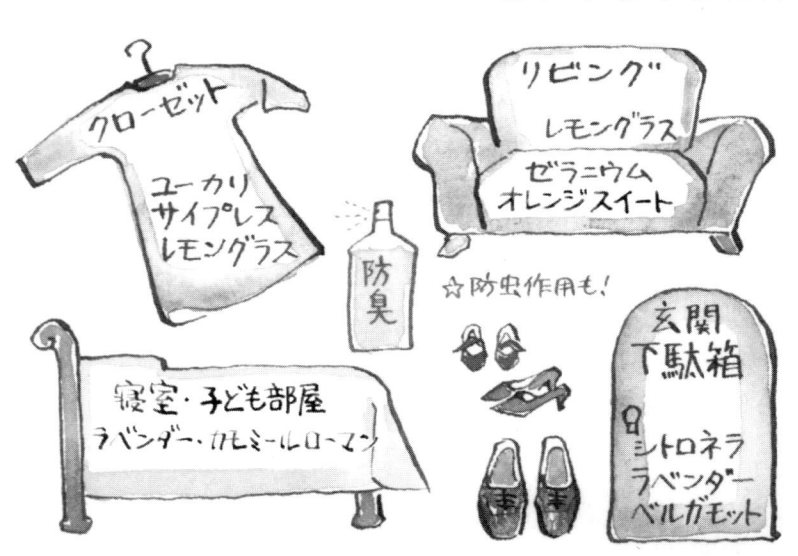

クローゼット
ユーカリ
サイプレス
レモングラス

防臭

リビング
レモングラス
ゼラニウム
オレンジスイート

☆防虫作用も！

寝室・子ども部屋
ラベンダー・カモミールローマン

玄関
下駄箱
シトロネラ
ラベンダー
ベルガモット

防カビスプレー

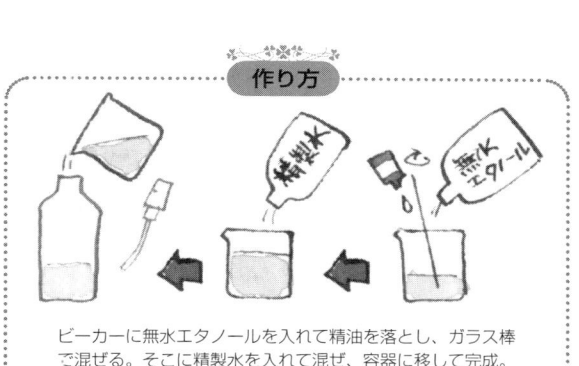

殺菌や消毒作用などに秀でた精油を使ってスプレーを作っておけば、雑菌が繁殖しやすい場所の空気清浄ができます。また、布に吹きつければ冷蔵庫や調理台の拭き掃除に使えて、いつも清潔&良い香り。用途が広いので、多めに作っても良いでしょう。キッチン、バス、洗面所などに使用します。

抗真菌作用（カビの繁殖を抑える）：ヒバ、レモングラス
殺真菌作用（カビを殺す）：パチュリ、ミルラ
消毒作用：シダーウッド、グレープフルーツ、オレンジスイート、ペパーミント、レモン、ユーカリ、ベルガモット、ベチバー、ローズマリー
殺菌作用：ティートリー、ラベンダー、パルマローザ、パチュリ、パイン、ゼラニウム、ジュニパー、シトロネラ、レモングラス、シダーウッド、グレープフルーツ、カユプテ、ペパーミント、レモン、ユーカリ、ミルラ

作り方

ビーカーに無水エタノールを入れて精油を落とし、ガラス棒で混ぜる。そこに精製水を入れて混ぜ、容器に移して完成。

拭き掃除にも

無水エタノール　40ml
精油　　　　　　20滴
精製水　　　　　60ml
100ml用スプレー容器

使い方

毎回、よく振ってからスプレーします。

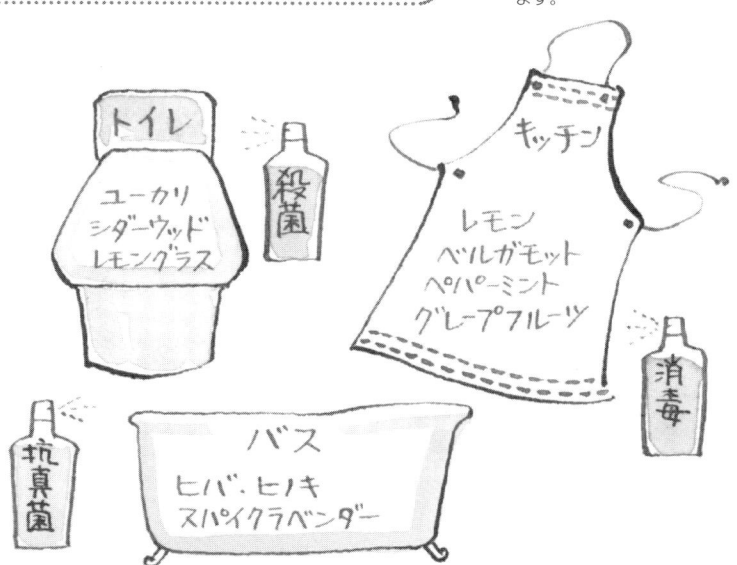

トイレ：ユーカリ、シダーウッド、レモングラス（殺菌）

キッチン：レモン、ベルガモット、ペパーミント、グレープフルーツ（消毒）

バス：ヒバ、ヒノキ、スパイクラベンダー（抗真菌）

Chapter 5　オリジナルを手作りするナチュラルな暮らし

虫よけエアスプレー

小さな子どもやお年寄りがいる家庭でも使える、安全な虫よけスプレーです。
部屋や網戸に使用します。
虫は殺さず、でも虫を寄せつけないから、大切な家族を守れますね。こまめにスプレーして。

空気中にひと吹き

無水エタノール 40ml
精油 20滴
精製水 60ml
100ml用スプレー容器

虫よけマイルドスプレー（ボディ兼用）

お散歩やガーデニング、キャンプ、花火の前に手足にスプレーしておくと、家族が貴重な時間を快適に過ごせるでしょう。ただし、3歳以下の小さな子どもには直接肌にスプレーするのではなく、まわりの空気中にスプレーしてあげましょう。1歳以下の赤ちゃんには使用を控えましょう。

手足にひと吹き

無水エタノール 5ml
精油 10滴
精製水 45ml
50ml用スプレー容器※

※戸外で使う場合は、落としても割れにくいプラスチック製を使います。

作り方

ビーカーに無水エタノールを入れて精油を落とし、ガラス棒で混ぜる。そこに精製水を入れて混ぜ、容器に移して完成。

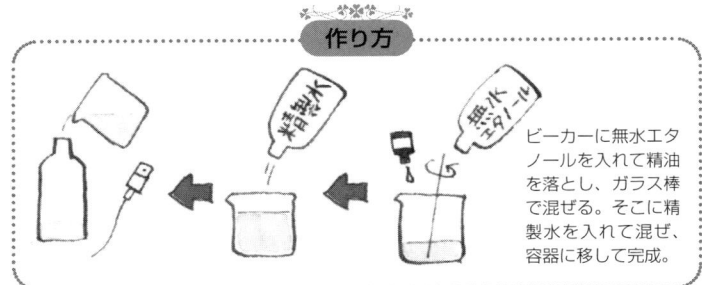

* 肌にスプレーする前にパッチテストをしましょう。

* 環境面を考えて、化学薬品による殺虫剤はできるだけ使用を避けたいという声が高まっています。

* どのスプレーも使う前によく振ること。

* 保存期間はエアスプレーが2ヶ月、マイルドスプレーが1ヶ月です。

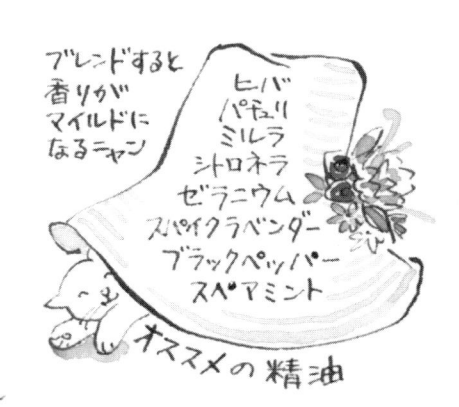

ブレンドすると香りがマイルドになるニャン

オススメの精油
- ヒバ
- パチュリ
- ミルラ
- シトロネラ
- ゼラニウム
- スパイクラベンダー
- ブラックペッパー
- スペアミント

クレンザー

重曹で作るクレンザーは、キッチンで汚れを落とすだけでなく幅広い用途があります。油汚れが酸性であるのに対して、重曹は弱アルカリ性。重曹により、油汚れが中和されて水に溶けて落ちたり、においを抑えたりします。重曹クレンザーは用途が面白いほど増えていきます。人の体内や海水にも存在している重曹を使うことは、「循環生活」の実践と言えます。

＊重曹は正式名「炭酸水素ナトリウム」と言い、「ベーキングソーダ」ともよばれています。食用、薬用、工業用がありますが、工業用は使えません。最近は「お掃除用」と用途が明記されているタイプもあります。

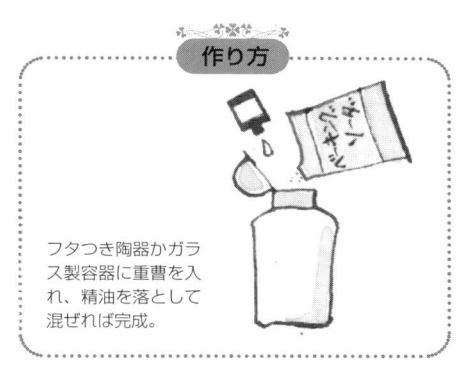

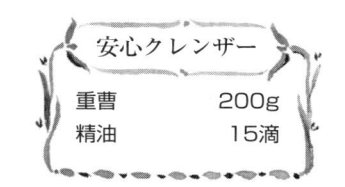

安心クレンザー

重曹	200g
精油	15滴

抗菌作用（細菌の繁殖を抑える）のある精油
ブラックペッパー、ヒノキ、ヒバ、パルマローザ、パイン、サイプレス、オレンジスイート、ベルガモット、ベチバー

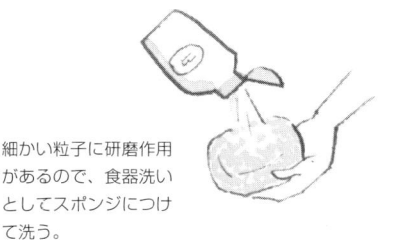

作り方

フタつき陶器かガラス製容器に重曹を入れ、精油を落として混ぜれば完成。

使い方

細かい粒子に研磨作用があるので、食器洗いとしてスポンジにつけて洗う。

こびりついた汚れには、クレンザーにお湯か水を加えてペースト状にしてから、こすり洗いする。

吸湿作用があるので目の細かい布袋に包み、クローゼットやブーツの中などに入れる。

カーペットのにおう部分に振りかけて、1時間から一晩そのままにして、掃除機で吸い取り消臭する。

悪臭を吸収してにおいそのものを消すため、フタを開けたまま冷蔵庫内やトイレに置く。

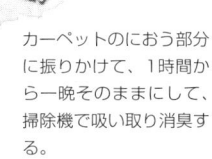

Column

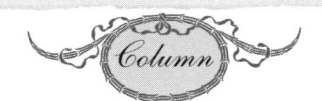

キャンドルを手作りしましょう

天然素材で手作りするキャンドルは、香りの有無も自由自在です。照明を少し落とし、夕食やティータイムにキャンドルナイトを過ごせば、省エネにもなり、火の始末も行き届くので安心です。そしてキャンドルの灯りは、今ここに生かされているという感謝の気持ちをよく覚ましてくれる力があるのではないでしょうか。

※作るときに精油を入れなければ、無香料タイプになります。使うたびに防虫用、癒し用など目的に応じて精油を滴下すれば、使い分けもできます。

方法

ろうそくに火を灯します。糸芯まわりのろうが少し溶けたら火を消して、そこに精油を最高5滴まで落とし、ろうが固まったら改めて火を灯します。火に精油をかけると引火する危険があるので注意してください。

材料・道具

キャンドルのサイズ
直径4cm×高さ3cm　約5個分

- 蜜ろう（ビーズワックス）　120g
- 好みの精油（使用しなくても可※）
  ブレンド合計20〜50滴
- 専用糸芯（家庭にある白ろうそくを割って糸を抜いて代用可）　50cm
- ラベンダードライハーブと糊（なくても可）
- 紙コップ小（90ml用）5個　・爪楊枝　10本
- 混ぜる棒（竹串や割り箸）　・輪ゴム　5個
- 湯煎用の小鍋
- 耐熱容器（取っ手つき耐熱ビーカーが便利）
- キャンドル使用時の受け皿（陶器）

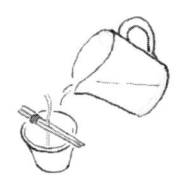

作り方

3 溶けた2を、紙コップ5個に静かに手早く流し込みます。

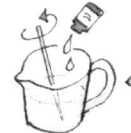

2 蜜ろうを湯煎にかけて、竹串で混ぜながら溶かします。精油を入れる場合は、粗熱が取れた時点で精油を入れてよく混ぜます。

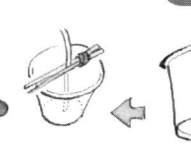

1 紙コップの底の中心に小さな穴を開けて、結び目を作った糸芯を通します。爪楊枝2本を輪ゴムで縛ったものに糸芯を挟み、中心でピンと張るように上部を固定します。

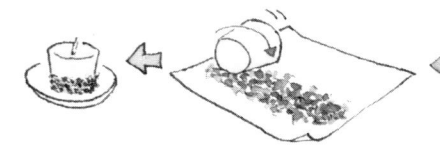

5 キャンドルの側面の下に1cm幅に糊を1周つけます。ハーブを紙に敷き、その上でキャンドルをコロコロと回転させます。ハーブがきれいに貼りつくように整えて乾燥したら完成。使うときは必ず大きめの陶製の器にのせてください。

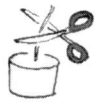

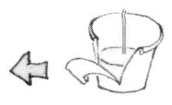

4 しばらくして固まったら、爪楊枝を外して紙コップをはがし、糸芯を1cmほど残してカットします。

Chapter 6

女性にうれしい
アロマレシピ

気になる美容や女性にありがちなからだの悩みも、
アロマテラピーならからだに負担をかけずに解決してくれます。
ここでは、女性にうれしいアロマレシピを紹介します。

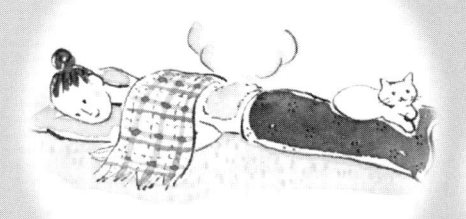

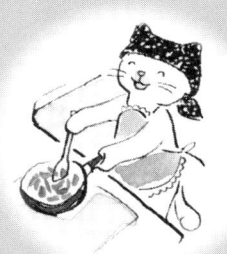

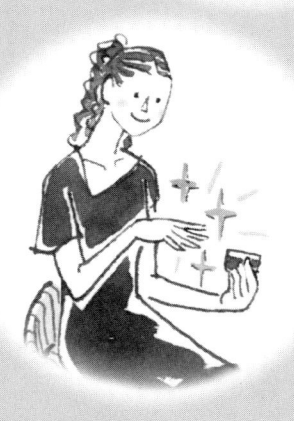

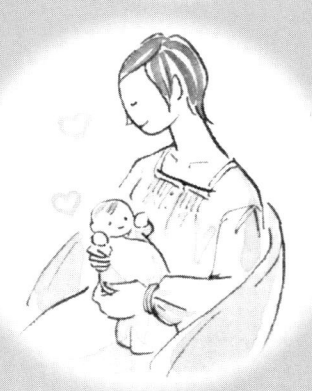

好きな香りできれいに！

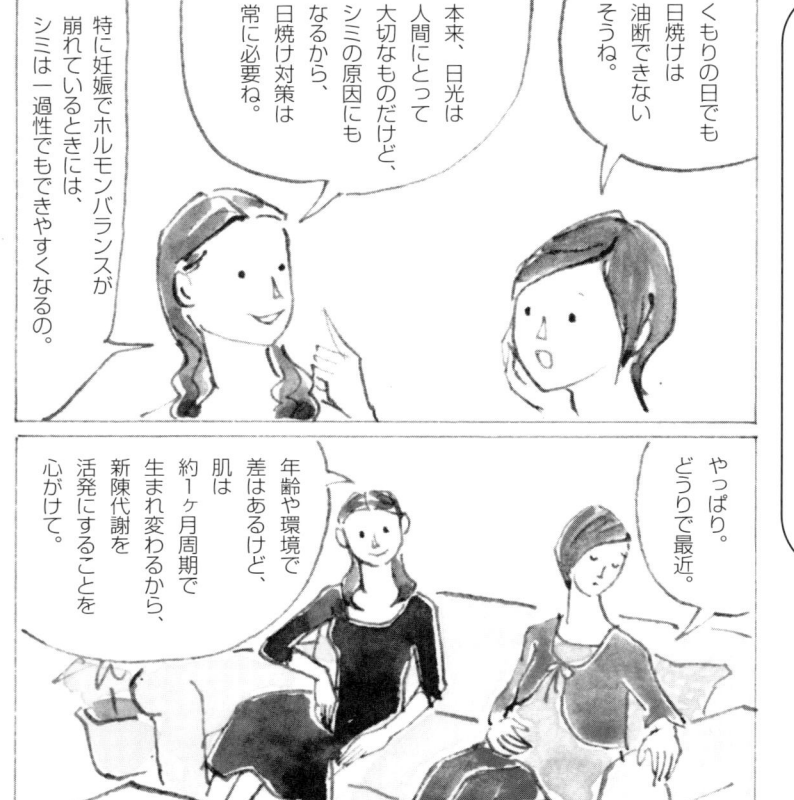

女性にうれしいアロマ美容液を紹介。肌力を活発にさせることが大切です。

くもりの日でも日焼けは油断できないそうね。

本来、日光は人間にとって大切なものだけど、シミの原因にもなるから、日焼け対策は常に必要ね。

特に妊娠でホルモンバランスが崩れているときには、シミは一過性でもできやすくなるの。

やっぱり。どうりで最近。

年齢や環境で差はあるけど、肌は約1ヶ月周期で生まれ変わるから、新陳代謝を活発にすることを心がけて。

どうすれば新陳代謝が活発になるの？

基本は睡眠・運動・食事。これをあなどることなかれ。それとアロマテラピーも！細胞活性化作用のある精油を利用するという手もあるわ。

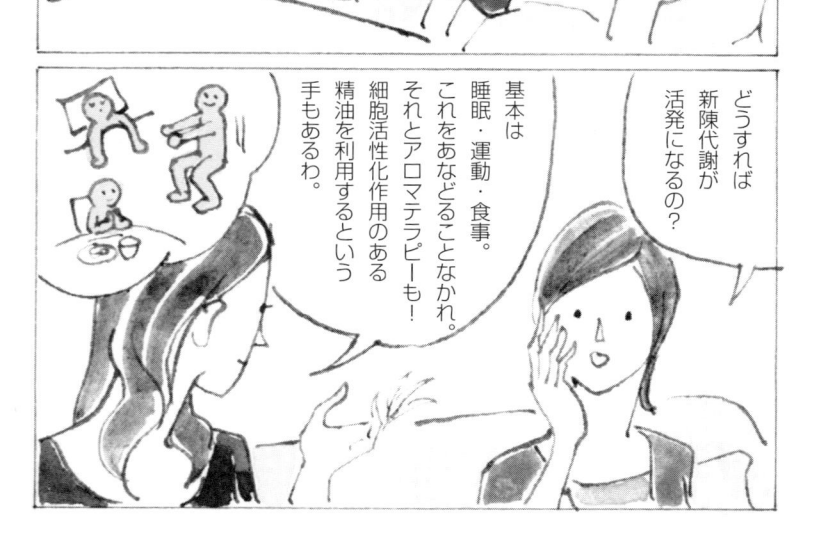

それはどんな精油？

フローラル系のネロリです！

樹脂系のフランキンセンスです…！

ネロリやフランキンセンスは、心身ともに健康に導いてくれる、女性にとってうれしい精油よ。

うっとりするような香り。どうやって使うの？

香りを確かめるときは鼻から離して。

たとえば、ホホバオイルを使って日焼け予防を兼ねた美容オイルが手作りできるわ。

美容液のレシピ
ホホバオイル10mlにフランキンセンスの精油1滴を混ぜて完成．

小さじ2＝10ml

ボトルに移して保存しましょう

この美容液の使い方は、化粧水でしっかり保湿したら、指と手の平でていねいにのばすの。フランキンセンスは肌を活性化して、心が落ち着く香りよ。

植物の恵みは偉大だわぁ。

でも、それだけで紫外線はシャットアウトできないから、メイクもきちんとしてね。

つばの広い帽子やサンバイザー

サングラス

薄手のショールは便利

パラソル

ファンデーションは少しずつていねいに塗りましょう。

ローズヒップ、ハイビスカスのハーブティーで、ビタミンCも忘れずに。

内側から美しい肌になるために。かんぱーい。

Chapter 6 女性にうれしいアロマレシピ

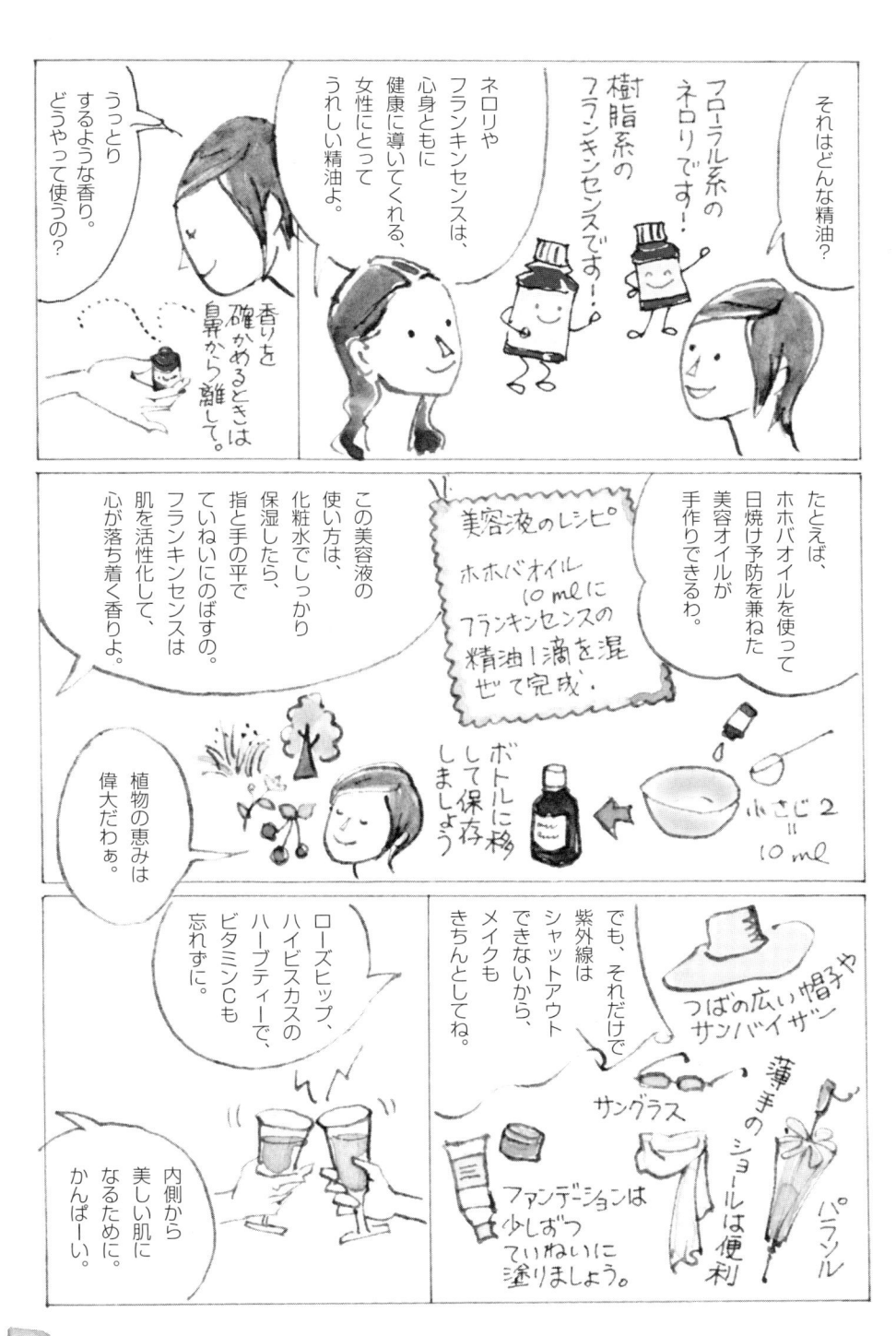

美容編

肌のくすみ

肌に透明感やツヤがなく、ワントーン暗い顔色に見えることを、くすみと言います。原因は睡眠不足、ホルモンバランスや食生活の乱れ、紫外線によるメラニンの沈着など。入浴やマッサージで血行を促し、パックで古い角質や汚れを吸着して除去したら、ビタミンAの補給などで代謝を活発にさせましょう。

フェイス・パック

カオリン	大さじ1
アプリコットカーネルオイル	5ml
精油 ゼラニウム	1滴
精製水	少々

（作り方・使い方はP111参照）

＊アプリコットカーネルオイルはビタミンA・Eを含み、くすんだ肌のフェイシャルマッサージに向いています。

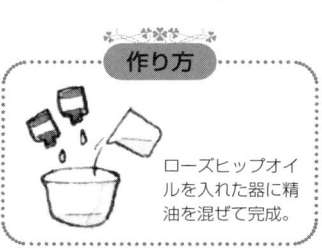

フェイスマッサージ

ローズヒップオイル	20ml
精油	
ローズマリー	1滴
フランキンセンス	1滴

作り方

ローズヒップオイルを入れた器に精油を混ぜて完成。

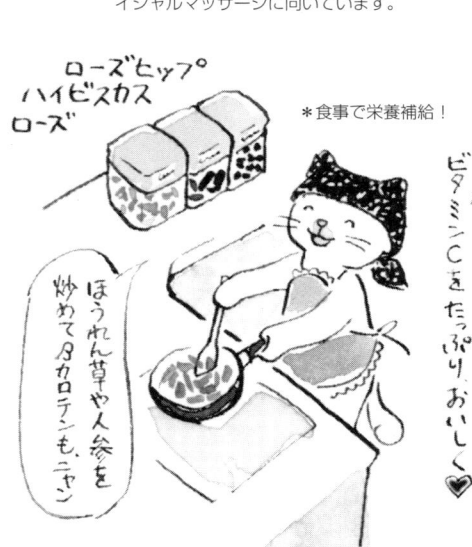

＊首のリンパマッサージでリンパの流れを通した後、顔のマッサージをすれば顔色が良くなります。（P56・58参照）

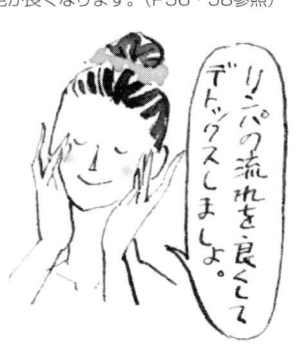

ローズヒップ
ハイビスカス
ローズ

＊食事で栄養補給！

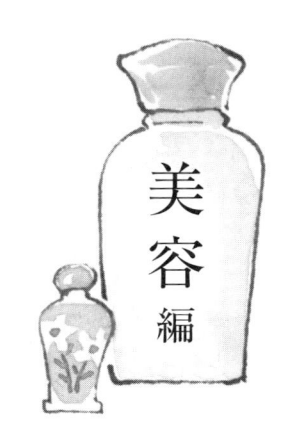

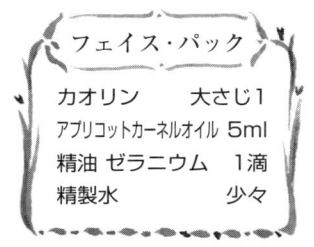

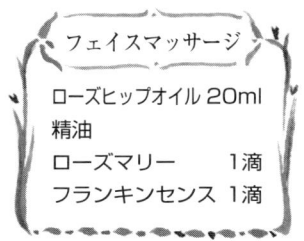

三種のブレンドハーブでビタミンCをたっぷり、おいしく♡

ほうれん草や人参を炒めてβカロテンも、ニャン

リンパの流れを良くしてデトックスしましょ。

ニキビ

大人のニキビは季節の変わり目や食べ過ぎ、ストレス、睡眠不足でリズムが乱れたときに起こりがち。殺菌や傷の治りを早める作用があるティートリー、皮脂バランスを整え、肌の炎症を抑えるゼラニウムなどの精油を活用して、健康な肌のターンオーバーを取り戻しましょう。

殺菌ローション

- 無水エタノール　5ml
- 精製水　25ml
- 精油 サイプレス　1滴
- シダーウッド　1滴
- サンダルウッド　1滴

（作り方P104参照）

＊森の香りに包まれたような、それでいて力強い香り。殺菌と炎症を抑える精油です。

低刺激クレンジング

- ホホバオイル　20ml
- 精油
- カユプテ　1滴
- ジュニパー　1滴

（作り方P109参照）

＊ニキビや湿疹のときは、人の肌成分に似たホホバオイルでのクレンジングが向いています。

抗炎症クレンジング

- ホホバオイル　20ml
- 精油
- ティートリー　1滴
- ゼラニウム　1滴

（作り方P109参照）

ローションは手の平でたっぷりとつけた後、さらにローションパックを5分。

クレンジングの後はホットタオルで蒸すと毛穴が開き、汚れもすっきり。

オススメの精油

ラベンダー
ゲットウ

☆品質保持のためには、遮光瓶がベスト。

Chapter 6 女性にうれしいアロマレシピ

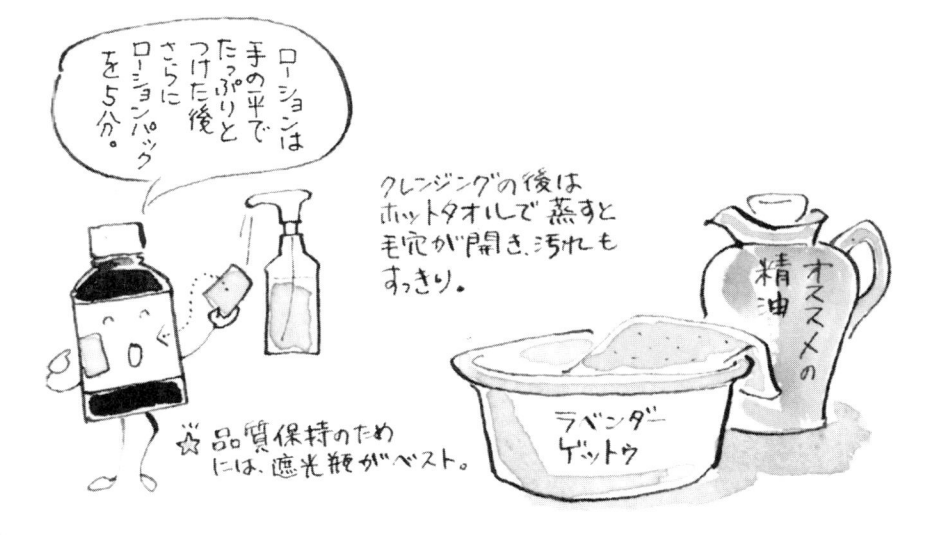

シミと日焼け

ある日、鏡を見たらポツンとシミができていてがく然となった経験はありませんか？ 太陽はすべての生命体にとって大切なエネルギー源です。でも日焼け予防とシミ対策は年間を通して取り組みましょう。紫外線と肌のメカニズムを理解すれば予防もケアもスムーズにおこなえます。

紫外線と肌の関係

紫外線にはサンタンとサンバーンがあり、それぞれUV-AとUV-Bと表示されているものです。

UV-A 肌の真皮層まで到達する。雲、窓ガラスも透過する。洗濯物を干す程度でも、真皮層の主成分のコラーゲンを破壊する。

UV-B 肌の表皮層の火傷を起こす。海などでの強い陽ざしに含まれ、シミ・そばかすの原因に。

シミケア美容オイル

ローズヒップオイルまたは月見草オイル　20ml
精油 ローズオットー　1滴
キャロットシード　1滴

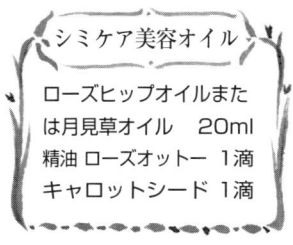

（作り方・使い方P105参照）

シミのケアに、ローズヒップオイルや月見草のオイルは贅沢な美容液として単独でも使えます。どちらも酸化が早いので、買ったら早めに使いきりましょう。

日焼け予防ローション

無水エタノール　小さじ1
ホホバオイル　小さじ1
液体シアバター　小さじ1
フローラルウォーター　40ml
精油 ラベンダー　3滴
サンダルウッド　2滴
60ml用遮光瓶

化学薬品を使わない天然の日焼け止めローションです。紫外線から肌を守り保湿する働きがあるホホバオイルとシアバターを使って作ります。

紫外線を浴びた肌とシミのケア

紫外線を浴びると活性酸素が発生して細胞が酸化します。これがシミの原因となり、なかなか取れません。しかし、年齢など個人差はあっても確実に1ヶ月周期で肌は新しく生まれ変わっているのです。精油の入った美容オイルは毎日使うことにより、肌の新陳代謝を活発にします。シミを改善する作用があるローズオットーやキャロットシードの精油は、真皮層まで届きます。真皮の細胞を修復し、表皮層のターンオーバーを促すことでシミを薄くさせていきましょう。

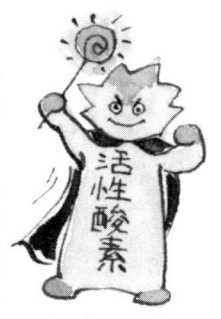

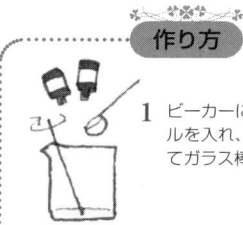

作り方

1. ビーカーに無水エタノールを入れ、精油を落としてガラス棒で混ぜる。

2. 1にホホバオイルとシアバターを入れて混ぜる（固形のシアバターは湯煎で液体にする）。

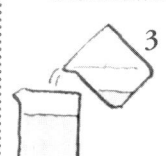

3. フローラルウォーターを入れてよく混ぜてから遮光瓶に移して完成。日付シールを貼って2〜3週間以内に使いきりましょう。

シワと乾燥

肌は常に新陳代謝によって再生していますが、加齢やストレスなどで代謝機能が低下してしまうことも。乾燥はシワの原因となるので、保湿を心がけて真皮に弾力とハリをもたせ、肌機能を活発化させましょう。

* あなたは大丈夫? シワ予防のために自己チェックしてみましょう。
- 歯茎や虫歯のトラブルはありませんか?
- うつ伏せや横向きで眠る癖はありませんか?
- 目元、口元がいつも乾燥していませんか?
- 不眠など不規則な生活をしていませんか?

うるおいフェイスクリーム

蜜ろう	3g
ホホバオイル	10ml
アボカドオイル	5ml
シアバター	2g
精油 パルマローザ	1滴
ベンゾイン	1滴
クリーム容器	

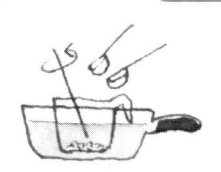

抗酸化作用のあるシアバターや、栄養価の高いアボカドオイルで肌をふっくら柔らかくするうるおいクリームです。

作り方

1. 取っ手つきの耐熱ビーカーに蜜ろうとホホバオイル、アボカドオイルを入れ湯煎で温めて溶かす。

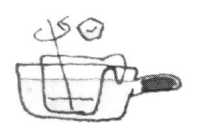

2. 1にシアバターを入れて湯煎で溶かし、混ぜる。

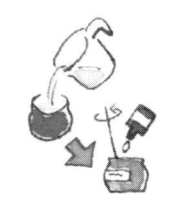

3. クリーム容器に流し込み、固まりはじめたら精油を落とし、よく混ぜて完成（精油は、熱いうちに入れると揮発しやすいため、固まりはじめたら入れます）。

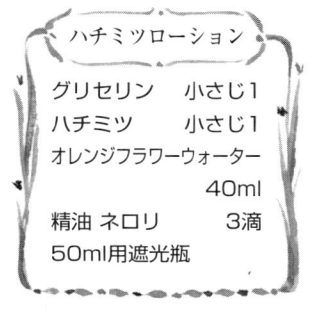

ハチミツローション

グリセリン	小さじ1
ハチミツ	小さじ1
オレンジフラワーウォーター	40ml
精油 ネロリ	3滴
50ml用遮光瓶	

保湿力を高めるハチミツを加え、シワ、たるみに働きかけるネロリの精油で作るリッチなローションです。ネロリの香りは、気品と優雅さを兼ね備える数少ない精油と言えます。

作り方

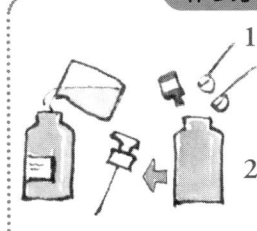

1. 遮光瓶にグリセリンを入れ精油を落として混ぜ、ハチミツを入れてさらに混ぜる。

2. 1にオレンジフラワーウォーターを入れ、よく混ぜて完成。

---

* ほうれい線は加齢による筋力の衰えなど、重力に負けて皮膚が下がることによって深くなります。表情筋のストレッチはほうれい線予防になります。

舌を思い切り伸ばして上下左右に動かす。「アー・イー・ウー・エー・オー」と各5秒ずつプロをあげる。1日に数回

Chapter 6 女性にうれしいアロマレシピ

ヘアケア

頭皮は皮脂腺や血管が多く、代謝がとても活発です。頭皮や髪の健康に向いている精油を活用して、地肌から自然な髪の美しさをよみがえらせましょう。また頭皮の下の筋肉が弾力をなくすと、顔にもハリが感じられなくなります。顔の輪郭と頭皮は深い関係があるためです。

【ヘアタイプ別精油】
柔らかい髪：カモミールローマン、ラベンダー
硬い髪：ベルガモット、ローズマリー
フケが気になる髪：ユーカリ、シダーウッド
オイリーな髪：サイプレス、ティートリー

ヘアミスト

グリセリン　小さじ1/2
椿オイル　小さじ1/2
ラベンダーウォーター 45ml
精油 ローズマリー 7滴
　　　イランイラン　3滴
50ml用スプレー容器

椿オイル（カメリア）は髪に栄養とツヤを与え、日常の紫外線（UV-A）を防いでくれます。スタイリングがまとまりにくいときや香りをまといたいときなど、ヘアミストのミニスプレーボトルがあれば旅先でも活躍します。香りは、爽やかさの中にエレガンスが漂うブレンドです。

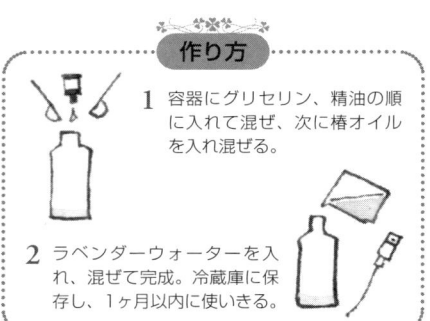

作り方

1. 容器にグリセリン、精油の順に入れて混ぜ、次に椿オイルを入れ混ぜる。
2. ラベンダーウォーターを入れ、混ぜて完成。冷蔵庫に保存し、1ヶ月以内に使いきる。

＊ラベンダーウォーターは皮脂バランスを整え、ローズマリーはフケを抑えて育毛促進に。

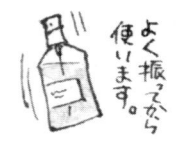

ヘアウォーター

無水エタノール（またはウォッカ）　5ml
精製水　95ml
好みの精油 10～20滴
100ml用スプレー容器

無水エタノールに精油を混ぜたら精製水とともに容器に移して完成。クセ直しやブローの前に便利。よく振ってから使います。

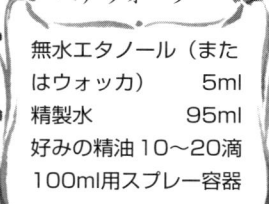

ヘアマッサージオイル

オリーブオイル　10ml
精油 ローズマリー　2滴

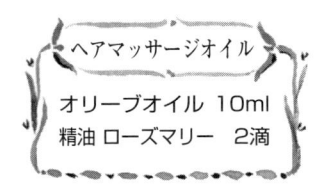

ヘアトリートメント効果のあるオリーブオイルで作ります。頭皮の下の筋肉は過労でこっていても、気づきにくいもの。指の腹でゆっくりマッサージして回復させましょう。

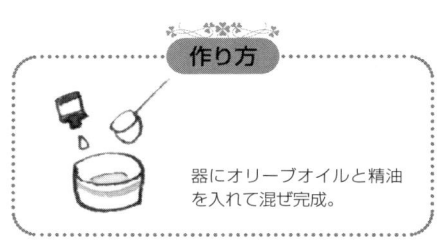

作り方

器にオリーブオイルと精油を入れて混ぜ完成。

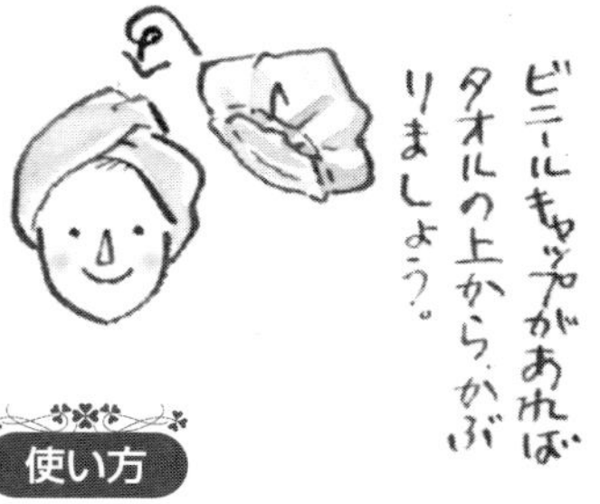

ビニールキャップがあればタオルの上からかぶりましょう。

使い方

髪を少し濡らして頭皮をマッサージ（P60参照）したら、頭に蒸しタオルを巻いて5分おき、その後シャンプーする。

ボディケア

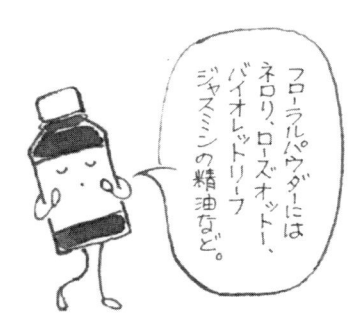

普段の姿勢やボディラインなど、全身のボディチェックは病気予防のために大切です。また、最近は年間を通じて腕を出す洋服を着るようになりました。肘、膝の角質や汗対策、デオドラントにも気を配って素肌のすべすべしっとりを維持しましょう。

> フローラルパウダーにはネロリ、ローズオットー、バイオレットリーフ、ジャスミンの精油など。

フローラルパウダー

カオリン	大さじ2
タルク（またはコーンスターチ）	大さじ1
精油 イランイラン	5滴

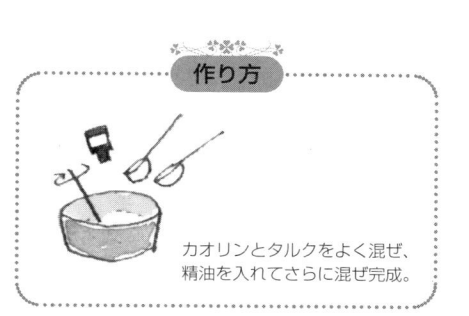

米ぬかスクラブ

米ぬか	大さじ1
天然塩	小さじ1/2
スイートアーモンドオイル	10ml
精油 ゼラニウム	2滴
ハチミツ	適宜

作り方

カオリンとタルクをよく混ぜ、精油を入れてさらに混ぜ完成。

優雅な香りで気になる汗対策に活躍します。ミネラルを含むカオリン（鉱物）はキメも細かく、余分な水分、油分を吸収します。
＊デオドラントタイプはP113参照。

作り方

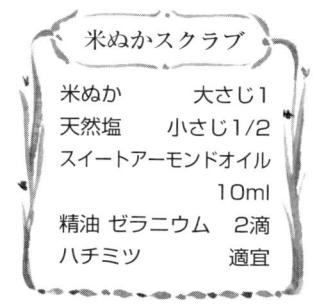

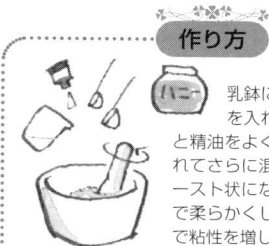

乳鉢に米ぬか、天然塩を入れ、そこにオイルと精油をよく混ぜたものを入れてさらに混ぜる（好みのペースト状になるように精製水で柔らかくしたり、ハチミツで粘性を増しても良い）。

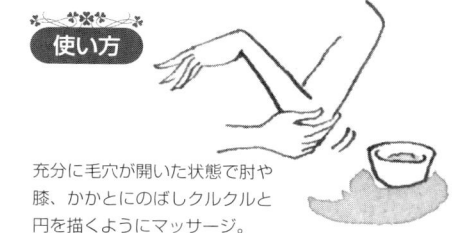

使い方

充分に毛穴が開いた状態で肘や膝、かかとにのばしクルクルと円を描くようにマッサージ。

＊老廃物を出す天然塩は、刺激的なスクラブ感を生みだします。酵素を含んだ米ぬかだけなら滑らかな使い心地。ハチミツは保湿力アップ。自分の肌質と相談してオリジナルを作れるのがうれしい。

フットケア

足の疲れは全身にダメージを与えるので、予防も手当てても気づいたらすぐおこなうのがベストです。携帯に便利なリフレッシュフットスプレーを常備しておけば、安心。

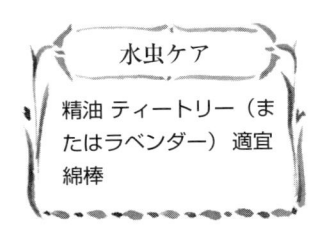

水虫ケア

精油 ティートリー（またはラベンダー）適宜
綿棒

水虫は、ひとりがかかるとほかの家族への感染率が上がるので、各自が予防とケアを心がけたいもの。最近は夏のブーツなどで女性の水虫が急増しているそうです。肌を清潔にして乾燥させ、抗真菌、殺菌消毒作用のある精油でマメにケアしましょう。

使い方

指の間など、患部を石鹸でていねいに洗った後、ドライヤーでよく乾かします。ティートリーの精油の原液を綿棒につけて患部にたっぷりと塗布します。ティートリーとラベンダーだけは唯一、原液で使える精油です。

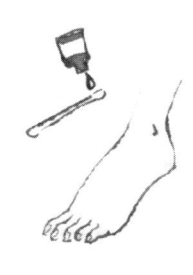

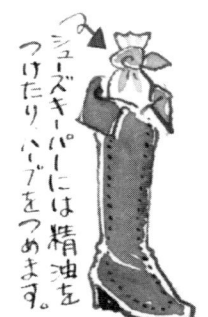

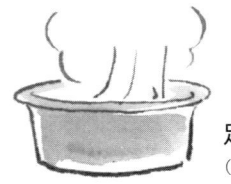

シューズキーパーには精油をつけたりパイプをつめます。

足浴
（P54参照）

ティートリー、ラベンダー、パイン、シトロネラ、ヒノキ、ヒバなどの殺菌作用が高い精油でおこないます。足浴の後は、皮膚をよく乾燥させましょう。足を拭いたタオルからの感染に注意。

リフレッシュフットスプレー

無水エタノール（またはウォッカ）	5ml
精製水	25ml
精油 カンファー	2滴
ゲットウ	2滴
ペパーミント	2滴
30ml用スプレー容器	

作り方

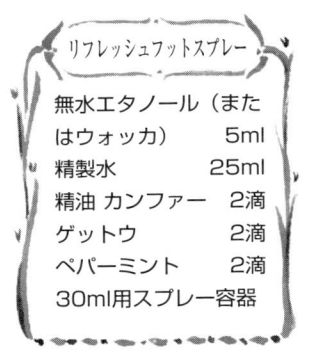

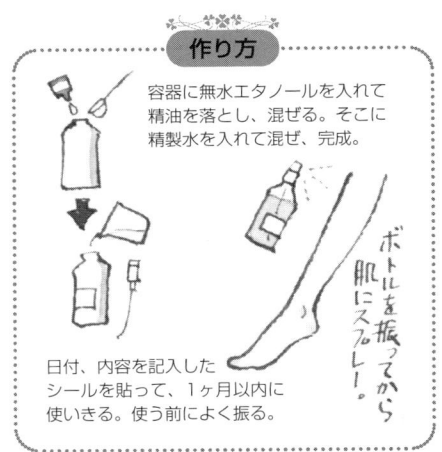

容器に無水エタノールを入れて精油を落とし、混ぜる。そこに精製水を入れて混ぜ、完成。

日付、内容を記入したシールを貼って、1ヶ月以内に使いきる。使う前によく振る。

ボトルを振ってから肌にスプレー。

＊爽快感のある足専用のミストが家庭に1本常備してあったら、帰宅したお疲れ家族も大喜び！ 筋肉のこりを和らげるカンファー、ゲットウ、ペパーミントの精油は捻挫のとき湿布にも使えます。消臭、殺菌、消毒、虫よけにも便利です。

ネイルケア

爪は日々の暮らしの中で、無意識のうちに酷使されている部分です。除光液で傷んだ爪は、定期的に休ませてあげましょう。日ごろから、精油を活用したマッサージやクリームでケアして、健康的な爪を維持したいもの。ネイルケアは、はじめに手浴をして、甘皮を柔らかくしてからおこなうのがコツです。

マッサージオイル

月見草オイル	8ml
小麦胚芽オイル	2ml
精油 ラベンダー	1滴
ブラックペッパー	1滴

作り方は、材料を混ぜるだけ。爪が割れたりヒビが入ったりしたときは、爪だけでなく血行を促すハンドマッサージをしましょう。爪は、片方の指先でゆっくり揉んでマッサージ（P61参照）。月見草オイルに小麦胚芽オイルを少し入れると、オイルのもちが良くなります。

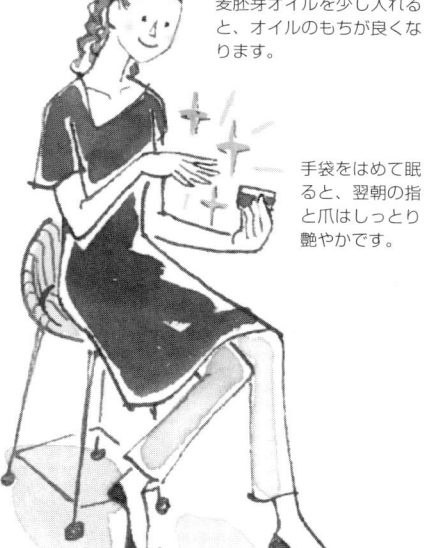

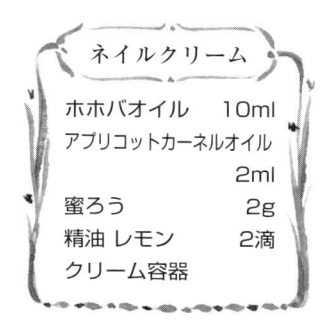

手袋をはめて眠ると、翌朝の指と爪はしっとり艶やかです。

ネイルクリーム

ホホバオイル	10ml
アプリコットカーネルオイル	2ml
蜜ろう	2g
精油 レモン	2滴
クリーム容器	

爪に栄養を与え、保護するクリームです。レモンの精油は角質を取り除き、爪の光沢を出してくれるので指先も含めて爪にていねいに塗りこみましょう。ただし、紫外線に当たるとシミになる危険があるため、夜のケア専用です。

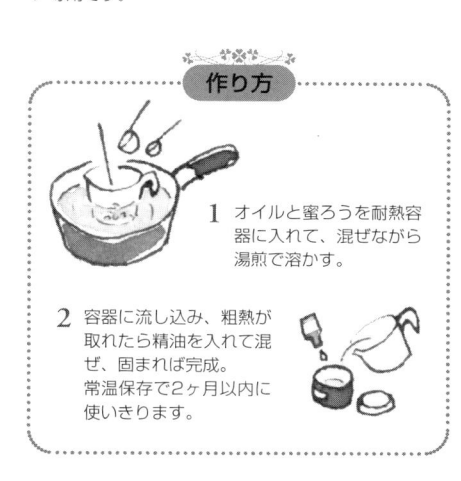

作り方

1　オイルと蜜ろうを耐熱容器に入れて、混ぜながら湯煎で溶かす。

2　容器に流し込み、粗熱が取れたら精油を入れて混ぜ、固まれば完成。常温保存で2ヶ月以内に使いきります。

Chapter 6　女性にうれしいアロマレシピ

妊娠中の心身をやさしくケア

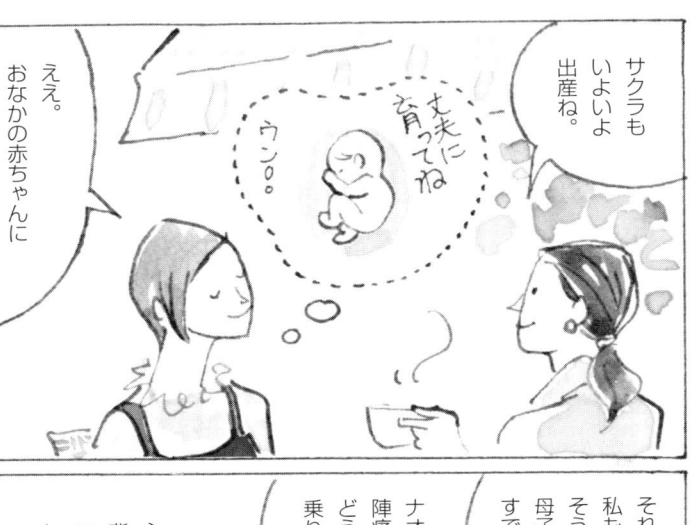

妊娠や更年期など、女性特有のからだの変化にも、精油は強い味方。ただし、使用には注意も必要です（P69参照）。

――――

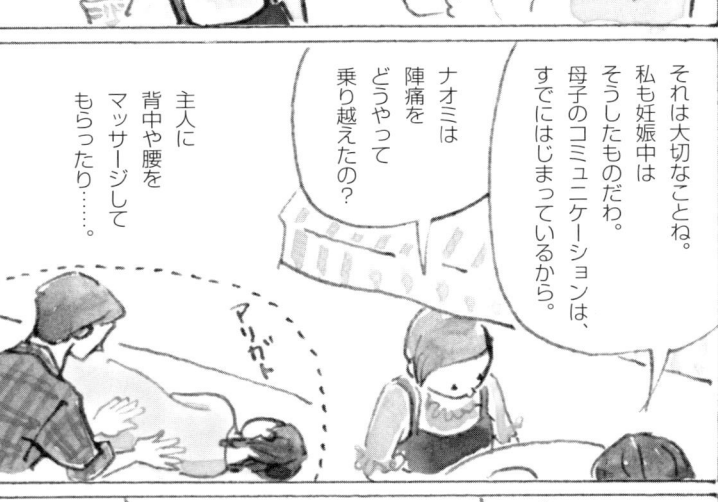

サクラもいよいよ出産ね。

丈夫に育ってね
ウン。

ええ。おなかの赤ちゃんにいつも話しかけているの。

それは大切なことね。私も妊娠中はそうしたものだわ。母子のコミュニケーションは、すでにはじまっているから。

ナオミは陣痛をどうやって乗り越えたの？

主人に背中や腰をマッサージしてもらったり……

アリガト

陣痛でだんだんまいってきたころ、看護師さんがラベンダーの精油でフットバスをしてくださったの。予想外に回復して助かったっけ。

なんと片足ずつ!!

体験者は語る、ね。アロママッサージオイルは、陣痛のときにどう使えば良いの？

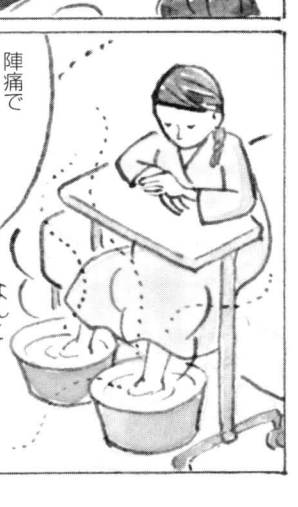

132

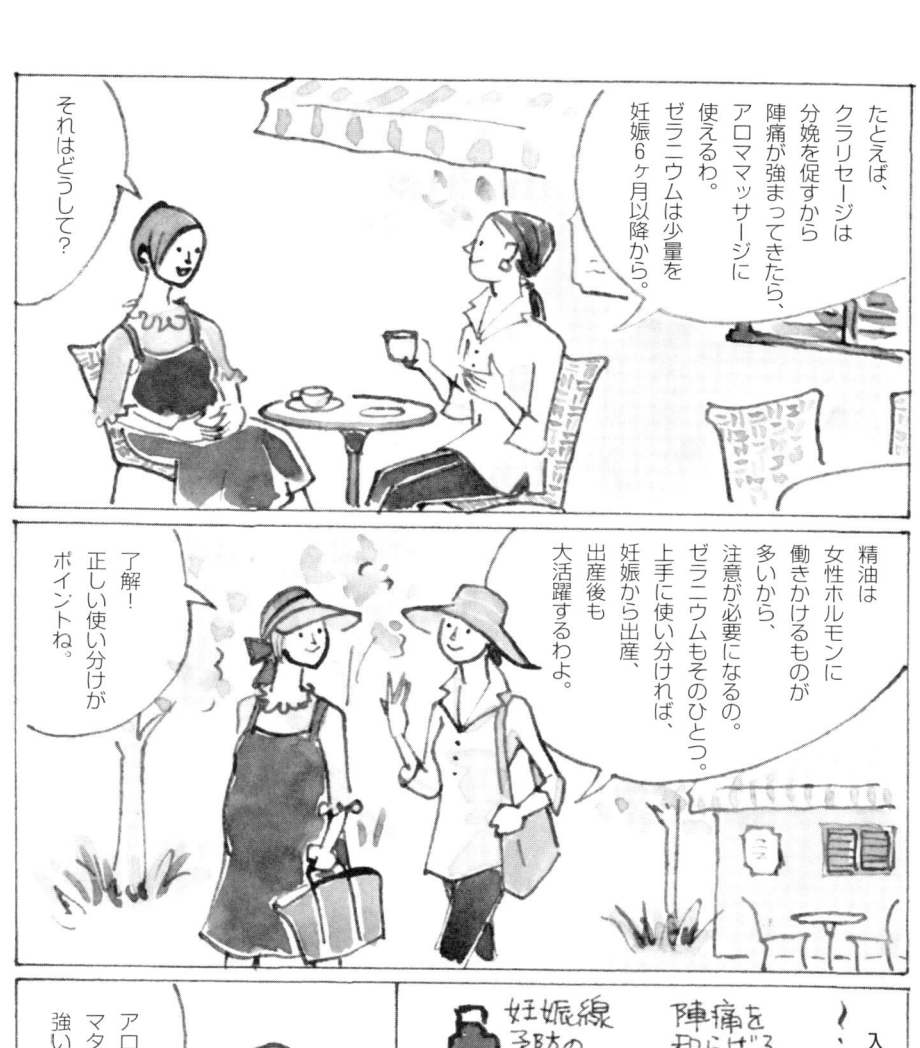

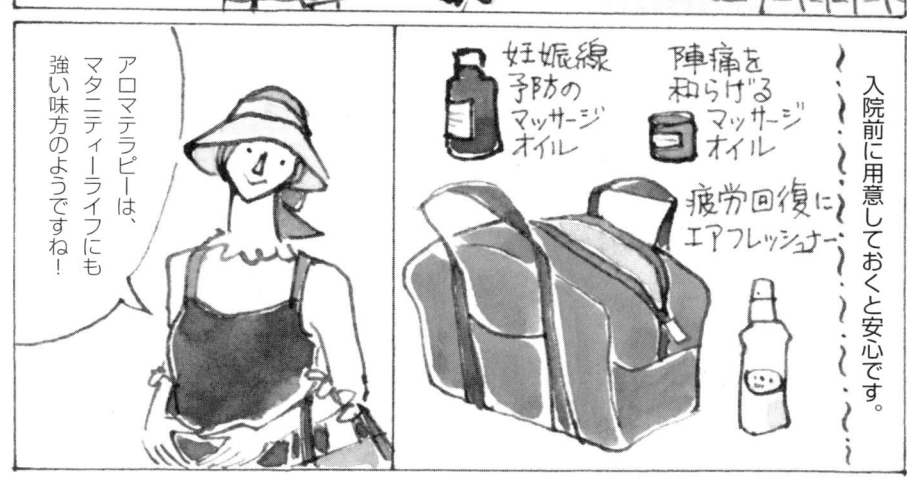

たとえば、クラリセージは分娩を促すから陣痛が強まってきたら、アロママッサージに使えるわ。ゼラニウムは少量を妊娠6ヶ月以降から。

それはどうして？

精油は女性ホルモンに働きかけるものが多いから、注意が必要になるの。ゼラニウムもそのひとつ。上手に使い分ければ、妊娠から出産、出産後も大活躍するわよ。

了解！正しい使い分けがポイントね。

入院前に用意しておくと安心です。

妊娠線予防のマッサージオイル

陣痛を和らげるマッサージオイル

疲労回復にエアフレッシュナー

アロマテラピーは、マタニティーライフにも強い味方のようですね！

Chapter 6 女性にうれしいアロマレシピ

女性のからだ編

生理痛・月経前症候群（PMS）

生理痛は個人差はありますが骨盤内のうっ血により、多くの女性が経験する辛い症状です。無理を続けると精神的にもまいってしまうので、鎮痛作用があり、血行を促す精油で痛みを和らげましょう。免疫力も低下するので、冷えを防止して無理をしないことが基本です。PMSは生理前に起こるイライラ、むくみ、吹き出ものなど。ホルモンバランスを整える精油を活用して乗りきりましょう。

腰の痛みに 温湿布
（P55参照）

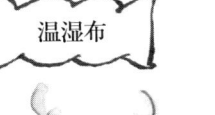

月見草オイルに含まれるγ-リノレン酸はPMSの緩和に良いので、マッサージに使ってみてニャン。

自宅で　うつ伏せに寝転がり、腰の痛みのある場所に温かいタオルを当てる。

どちらにもオススメの精油

カモミールジャーマン、ジャスミン、スイートマジョラム、メリッサ、ラベンダー、イランイラン、ローズマリー、ローズアブソリュートなど。

PMSに 芳香浴
（P46〜51参照）（アロマポット）

好きな方法で芳香浴をしましょう。ハーブティーやヒーリング音楽でリラックスタイムを。
＊ハーブティーはラズベリーリーフ、リンデンフラワー、パッションフラワーなどがPMSの不安やイライラを抑えてくれるやさしい味です。

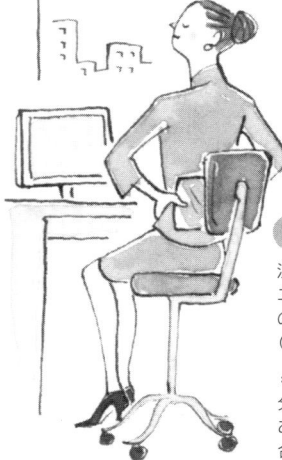

職場で　温かい蒸しタオルをビニール袋に入れて後ろの腰から下に当てる（精油は不要）。

＊軽いストレッチや気分転換も大切ですが、あまり痛みがひどい場合は婦人科で診察を。

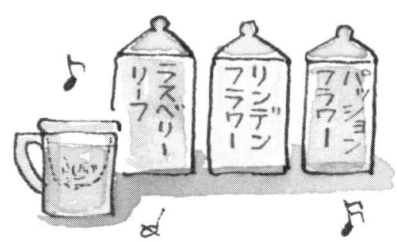

更年期障害

更年期障害は、閉経前後にホルモンバランスや自律神経の乱れにより起きる症状です。のぼせや、めまい、憂うつな気分など症状は人それぞれですが、永遠に続くものではありません。趣味に打ち込んだり、アロマテラピーで心身に働きかけるライフスタイルを試してみてください。友達と旅行を楽しむのも良いでしょう。

アロマキャンドル （P51参照）

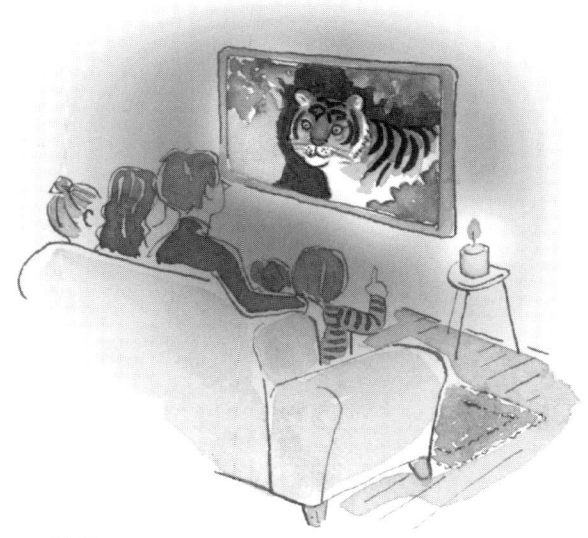

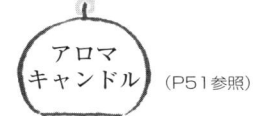

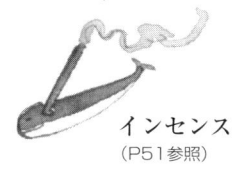

インセンス （P51参照）

家族でホームシネマを楽しんだりするときにリビングをキャンドルで演出するのも盛り上がりますね。

全身浴 （P52参照）

いつもより贅沢なバスタイムを過ごしましょう。ローズやジャスミン、イランイランなど優雅な花の香りは不安を和らげてくれます。頭皮のマッサージ（P60参照）やフェイス・パック（P111参照）も入念におこない、ホームエステを満喫しましょう。

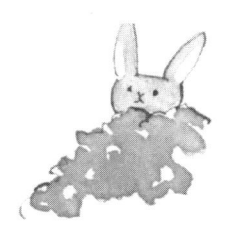

Chapter 6' 女性にうれしいアロマレシピ

冷え性

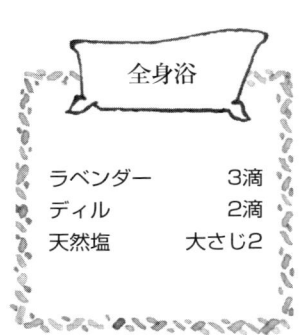

冬、足の先が冷たくて眠れなかったりするのは血流が滞っているのが原因です。入浴、マッサージ、体操で血のめぐりを促しましょう。簡単な足浴、手浴でも血行を促すことができ、充分にからだが温まります。

全身浴

ラベンダー	3滴
ディル	2滴
天然塩	大さじ2

(P52参照)
寒い日の夜はディルとラベンダーでホカホカになってから眠りにつきましょう。血行促進だけでなく、やさしい香りでリラックス効果も大。

足浴

ローズマリー	2滴
ブラックペッパー	1滴

(P54参照)
ブラックペッパーは、肌刺激に注意すれば、からだを温めて代謝を促す脇役として活躍してくれる精油です。ローズマリーの爽快な香りとともに、足元から全身が温まります。

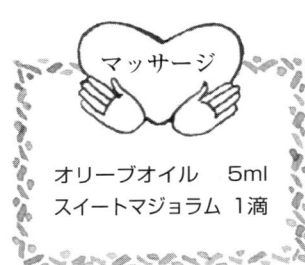

マッサージ

オリーブオイル	5ml
スイートマジョラム	1滴

(P56〜65参照)
からだを温めて眠りを誘うスイートマジョラムの精油で全身のマッサージをすれば、血行を促してからだの芯から温まります。

作り方

どれも、材料を混ぜるだけで使えます。そのほか、ハンドマッサージも全身の血行を促します。手持ちの植物油5mlに、このページの精油どれか1滴を混ぜればマッサージオイルは完成。

使い方

足浴をしている間に、ハンドマッサージ。指先を揉みほぐすのも効果的です(P61参照)。

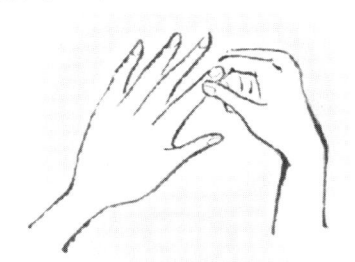

むくみ

むくみは、皮下組織に水分や老廃物が溜まってしまう状態です。原因は立ち仕事や、歩きすぎ、先のとがったヒールなどによる締めつけ、冷えなど血行の悪さから起こります。デトックス作用のある精油を活用してアロマッサージや半身浴でからだから老廃物を取り除きましょう。

半身浴

ジンジャー	2滴
パチュリ	1滴
重曹	大さじ2

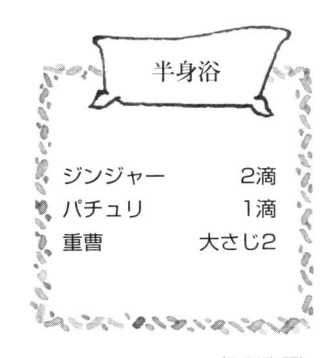

(P53参照)
半身浴は心臓に負担がかからないので、浴槽内で20〜30分じっくりとからだを温めることができ、解毒作用を促します。

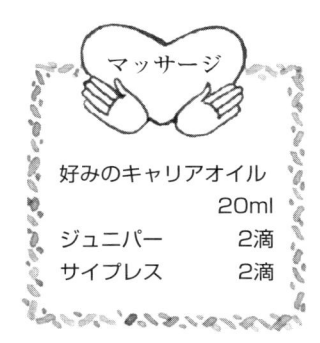

マッサージ

好みのキャリアオイル	20ml
ジュニパー	2滴
サイプレス	2滴

(P56〜65参照)
リンパの流れや利尿を促す精油で気になる部分を揉みほぐすようにマッサージします。

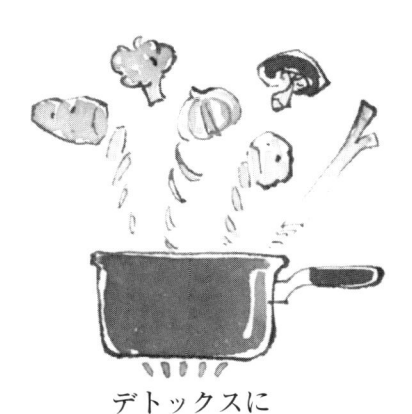

デトックスにベジタブルスープ！

季節の野菜をザク切りして、コトコト煮込んだだけのベジタブルスープを1週間分たっぷり作り、毎日飲みます。頑固な足のむくみも嘘のように退いていきます。

デトックス作用のあるブレンドハーブティー

ジュニパー、マロウブルー、ネトルのブレンドはさっぱりとしていて、まろやかな飲みやすいお茶です。食後や食間にどうぞ。

デトックス作用のある精油

ローズマリー、グレープフルーツ、シダーウッド、レモングラス、ゼラニウム、ラベンダー、パチュリ、レモン。
ブラックペッパー、ジンジャーなど刺激のある精油を1滴ブレンドすると香りにもアクセントが出て引き締まります。

妊娠中

妊娠は10ヶ月という短期間に、女性が心身ともに最も大きな変化を遂げる、生命誕生の神秘的な営みです。妊娠中に使用する精油（P69参照）は数多くありますが、アロマテラピーは、正しく使えば辛い症状や不安を和らげてくれる、頼りになる自然療法です。

妊娠初期

つわりに芳香浴 (P46～51参照)

芳香浴は、一番注意が必要な初期に取り入れても、胎児や妊婦さんに悪影響は及ぼさないと言われています。吐き気やむかつき、憂うつ、不安などは、家族の気づかいややさしさでも軽減されますが、精油の芳香成分で積極的に軽くすることも可能です。

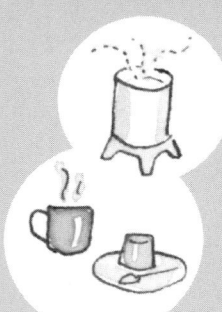

＊ラベンダー、ティートリー、レモン、グレープフルーツ、オレンジスイートなどは個人差がありますが、この時期に比較的気分が良くなる香りです。
＊食欲不振のときはゼリーやジンジャーのハーブティーなど喉ごしが良いものを。

妊娠中期～妊娠後期

マッサージ全般 (P56～65参照)

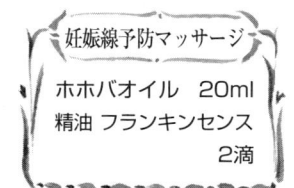

妊娠線予防マッサージ

- ホホバオイル　20ml
- 精油　フランキンセンス　2滴

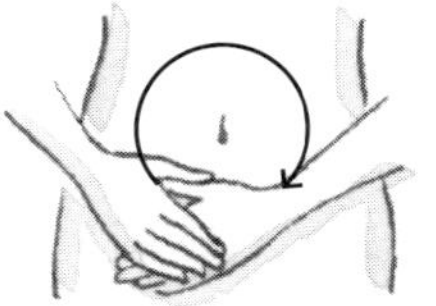

急激におなかが大きくなるために、皮下組織が裂けて現れる線が妊娠線です。8ヶ月目から、皮膚細胞再生促進作用のある精油でおなかをマッサージしておきます。

静脈瘤（りゅう）マッサージ

- ホホバオイル　20ml
- 精油
- サイプレス　1滴
- ラベンダー　1滴

大きくなっていく子宮に、まわりが圧迫されて下半身の血行が滞り、静脈の一部に血液が溜まるのが静脈瘤です。ふくらはぎや太股（もも）など下半身の血管が青く浮き出る妊娠中の一時的な症状。

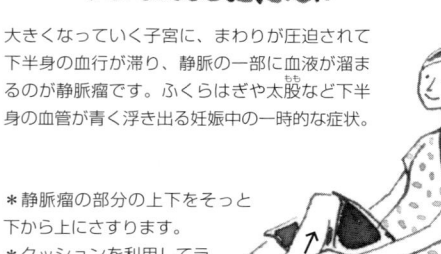

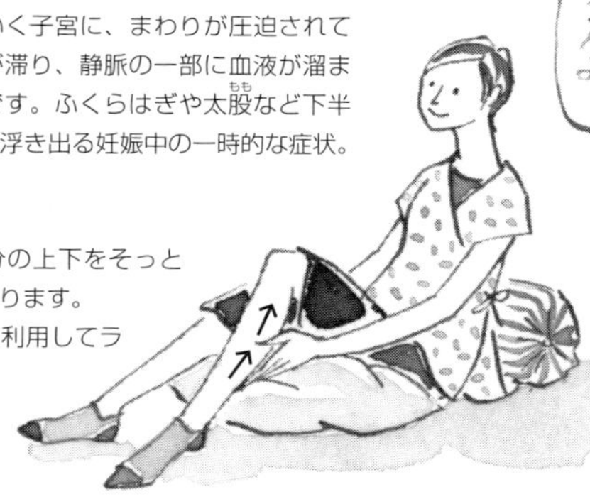

＊静脈瘤の部分の上下をそっと下から上にさすります。
＊クッションを利用してラクな姿勢で。

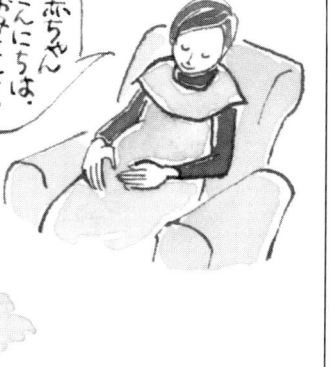

「赤ちゃんこんにちは。お母さんよ。」

出産前後

出産の前後に、精油は大変重宝します！入院準備には手作りのマッサージオイルとお気に入りの精油を1～2本ポーチに入れて備えましょう。好きな香りはそれだけでリラックスできますし、陣痛を乗り越えて赤ちゃんと一緒に頑張ろうと思うと、不安は勇気に変わります。

陣痛中のマッサージ

- ホホバオイル　20ml
- 精油 クラリセージ 2滴
- イランイラン　1滴
- ローズオットー　1滴

陣痛で痛む腰や背中などを家族にオイルを使ってさすってもらいます。頭皮マッサージ（P60参照）も気分がすっきりしてオススメ。

陣痛中の足浴

- 精油 ラベンダー　2滴
- ペパーミント　1滴

（P54参照）

ベッドでずっと同じ姿勢は辛いもの。看護師さんの協力のもと、ラクな姿勢をとれる状態なら、ペパーミントやラベンダーの足浴は、かなり気分転換になり救われます。赤ちゃんと一緒に痛みを乗り越えるために最善を尽くして。

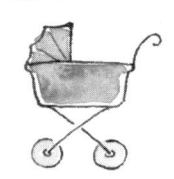

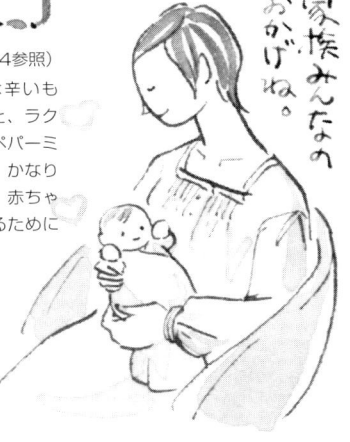

産後の子宮回復マッサージ

- ホホバオイル　20ml
- 精油 クラリセージ 2滴
- ジャスミン　2滴

（P62参照）

産後、子宮は収縮しはじめます。下腹部をやさしくマッサージすることで、ホルモンバランスを整えて子宮の回復を促します。頑張ったごほうびに、とびきり優雅な香りで。

Chapter 6　女性にうれしいアロマレシピ

授乳中

はじめての出産は不安がつきものです。母乳を飲ませることは、お母さんと赤ちゃんの共同作業です。母乳が出ても出なくてもまずは、おっぱいを口に含ませてあげることが大切。焦る必要はありません。お母さんのからだは、おっぱいを吸う赤ちゃんを見つめているだけで反応し、母乳の出が良くなるという素晴らしい機能を備えています。

授乳による肩こりと睡眠不足のマッサージ

| 肩のマッサージ (P59参照) |
| 頭皮のマッサージ (P60参照) |
| 腕と手のマッサージ (P61参照) |

慣れない姿勢の授乳で肩から腕が緊張するうえ、常に睡眠不足気味になります。頑張り過ぎてダウンしないために、家族にマッサージをお願いして回復しましょう。

＊外出がほとんどできなくなる日々の中で、マタニティーブルーになりがち。心身のリラックスが一番大切な時期でもあります。好きな香りは、ほんのひとときでも安らぎを与えてくれるものです。

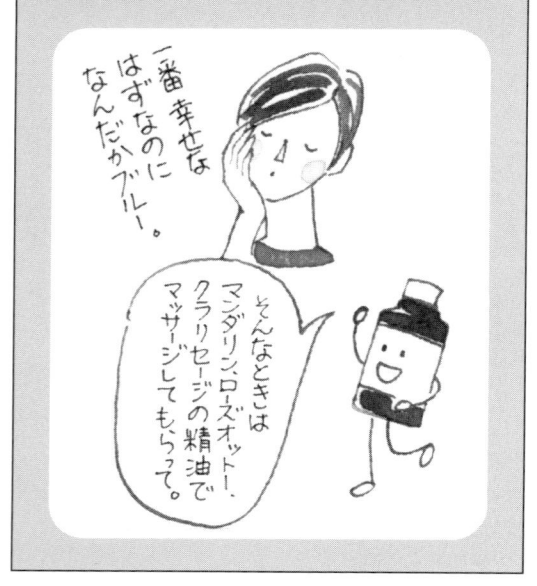

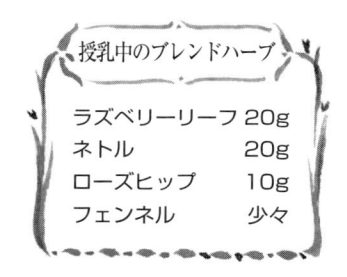

> 一番幸せなはずなのになんだかブルー。
>
> そんなときはマンダリン、ローズオットー、クラリセージの精油でマッサージしてもらって。

授乳中のブレンドハーブ

ラズベリーリーフ	20g
ネトル	20g
ローズヒップ	10g
フェンネル	少々

母乳の出を促すハーブティー

鉄分、ミネラル、ビタミンCが豊富で、母乳の出が良くなる「おいしい＆うれしい」ブレンド（20日分）です。貧血を改善し、産後の子宮回復にもつながる、まさに良いことづくし！　フェンネルが食後の消化を助けます。野菜中心の食事を心がけましょう。

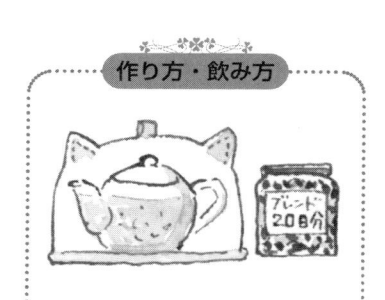

作り方・飲み方

ブレンドハーブ大さじ1を、温めたポットに入れて500〜700mlの熱湯を注ぎ、5〜7分蒸らします。これを1日分として、食後や食間にまめに飲みます（1回分はハーブ小さじ山盛り1に熱湯200ml）。

育児中 ベビーマッサージ

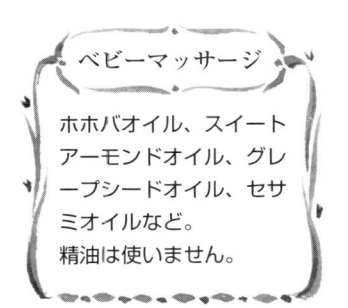

赤ちゃんはスキンシップが大好きです。特別な技術は不要です。お母さんと赤ちゃんが温かな時間を共有することが大切です。ご家族も参加しましょう。

*Qにすべて「イエス」ならスタート。
Q赤ちゃんの機嫌は良いですか？
Q赤ちゃんを寝かせるマットの上のタオルは柔らかで大判ですか？
Q部屋の温度は25℃くらいですか？
Q静かで落ち着ける場所ですか？
Q予防接種から48時間経っていますか？

ベビーマッサージ

ホホバオイル、スイートアーモンドオイル、グレープシードオイル、セサミオイルなど。
精油は使いません。

準備
★話しかけながらオムツを外し、タオルの上に寝かせます。
★オイルを手にとったら両手の平を合わせて人肌に温めます。
★スタート前に、赤ちゃんのおなかあたりに両手の平を添え「○○ちゃんはじめますよ」と声をかけます。

方法
手の平と肌が密着するようにして各2〜3回おこないます。部分的にできる範囲でもOK。

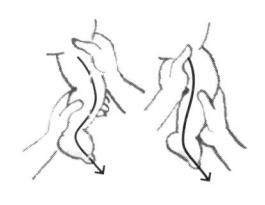

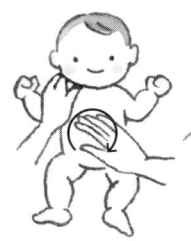

2 片足ずつ外側と内側をつけ根から足先に向かって撫で下ろす。

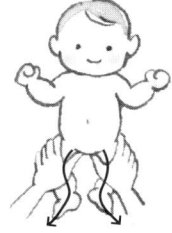

1 両手の平を使い、両足のつけ根から足先に向かって撫で下ろす。

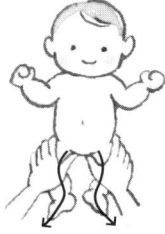

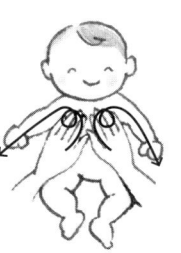

6 親指の腹で両手の平をクルクル撫でた後、両手を持ったまま好きなようにリズミカルに動かす。

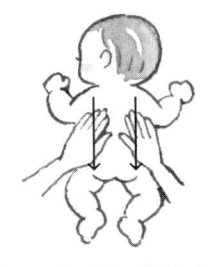

5 左右同時にみぞおちから胸にかけて円を描くように撫でてそのまま肩から手の先まで撫で下ろす。

4 右手の平で、おなかを時計まわりに円を描いてさする。

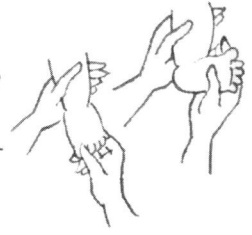

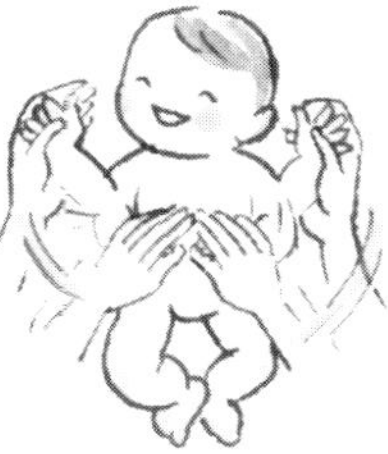

3 親指の腹で、土踏まずを揉んだり足の指を1本ずつつまんで少し引っ張る。

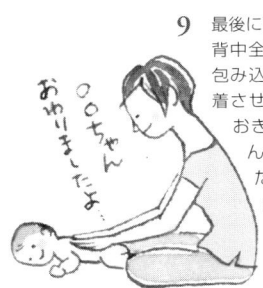

9 最後に両手の平で、背中全体を静かに包み込むように密着させてひと呼吸おき「○○ちゃんおわりましたよ」と声をかけて終了。

○○ちゃん おわりだよ〜

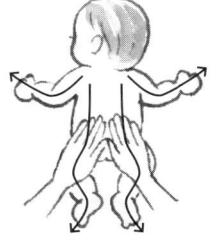

8 からだ全体をやさしく撫でる。

7 ゆっくりとうつ伏せにさせ、背骨に触れないようにして肩からお尻まで撫で下ろす。

Chapter 6 女性にうれしいアロマレシピ

索引

ジンジャー ………21、41、69、72、73、79、83、84、137、138
スイートアーモンドオイル …………57、72、82、92、109、113、129、141
スイートマジョラム ………27、69、72、83、89、90、93、95、105、109、112、113、134、136
スパイクラベンダー………25、69、81、115、117、118
スペアミント…………29、69、81、89、118
セサミオイル ……………………57、141
ゼラニウム ……21、22、69、80、83、85、89、90、92、93、105、108、111、115、116、117、118、124、125、129、133、137

●タ行
タンポポ ……………………………96
月見草オイル（イブニングプリムローズ）……57、105、126、131、134
椿オイル（カメリア）…………57、111、128
ティートリー ………15、17、21、34、45、50、75、78、79、88、108、111、113、114、117、125、128、130、138
ディル……………………28、69、83、88、136

●ナ行
ナツメグ ………………………41、69、85
ネトル……………………66、79、96、137、140
ネロリ ………24、33、73、85、90、92、93、95、102、104、123、127、129

●ハ行
バイオレットリーフ………………25、93、129
ハイビスカス ……………66、85、123、124
パイン ………36、69、77、79、80、92、115、116、117、119、130
パチュリ ……39、73、80、91、92、93、106、108、111、115、117、118、137
パッションフラワー………………………134
パルマローザ ……39、69、79、83、90、105、111、117、119、127
ヒノキ ……37、69、77、88、92、102、115、116、117、119、130
ヒバ ……37、69、111、116、117、118、119、130
フェンネル ……28、69、80、83、84、88、94、140
プチグレイン ………33、69、88、92、95、116

●ア行
アイブライト ……………………71、74
アプリコットカーネルオイル ………57、74、110、124、131
アボカドオイル…………57、105、106、127
イランイラン ………21、38、69、85、89、90、94、95、105、107、108、111、113、128、129、134、135、139
エキナセア ……………………77、78、79
エルダーフラワー ………………66、79
オリーブオイル ……………57、111、128、136
オレンジ ……………………………15
オレンジスイート ……21、32、45、46、69、82、83、90、91、95、116、117、119、138
オレンジフラワーウォーター…………15、24、104、110、126

●カ行
カモミール ……………74、82、87、113
カモミールジャーマン……23、66、69、95、134
カモミールローマン……23、69、70、93、94、112、113、116、128
カユプテ…37、69、78、80、104、117、125
カンファー……………………36、69、130
キャロットシード……29、69、80、83、111、126
クラリセージ………26、69、85、90、94、133、139、140
グレープシードオイル ………57、85、110、141
グレープフルーツ ……15、21、31、69、75、80、82、84、89、112、117、137、138
ゲットウ（月桃）……………29、90、125、130
小麦胚芽オイル（ウィートジャーム）………57、131

●サ行
サイプレス ………35、69、76、77、79、88、102、104、110、111、112、113、116、119、125、128、137、138
サンダルウッド ………21、38、72、77、78、90、91、104、105、111、113、125、126
シアバター……………98、107、126、127
シダーウッド …18、36、69、73、76、78、79、87、91、108、111、117、125、128、137
シトロネラ ……33、69、89、113、116、117、118、130
ジャスミン ……15、23、69、85、90、94、129、134、135、139
ジュニパー ………35、45、69、72、77、78、79、80、84、85、88、110、112、113、117、125、137

142

ローズヒップオイル …57、96、105、124、126
ローズマリー ………21、26、27、45、46、53、66、69、72、74、75、76、78、80、81、95、96、108、111、112、117、124、128、134、136、137

ブラックペッパー ………21、41、69、72、73、77、95、118、119、131、136、137
フランキンセンス（乳香）………18、21、40、74、77、78、91、94、104、106、109、123、124、138
ベチバー ……39、69、82、91、117、119
ペパーミント ………21、27、29、42、45、46、50、53、69、73、75、77、79、81、82、84、85、88、109、113、117、130、139
ベルガモット ………31、69、79、89、92、94、95、116、117、119、128
ベンゾイン（安息香）……21、40、69、74、77、87、91、95、104、105、127
ホホバオイル ………57、73、76、80、81、83、88、93、104、105、106、107、109、110、111、112、113、123、125、126、127、131、138、139、141

●マ行
マカデミアナッツオイル ………………57、109
マジョラム ………………………………18
マリーゴールド …………………96、108
マロウブルー ………………77、79、137
マンダリン……33、69、82、83、88、94、140
ミルラ（没薬）……18、40、69、77、91、116、117、118
ミント ……………………………………18
メリッサ（レモンバーム）………32、69、89、90、93、94、95、134

●ヤ行
ユーカリ ………21、34、45、50、69、73、76、77、79、111、113、114、116、117、128

●ラ行
ラズベリーリーフ …………………134、140
ラバンジン ………………………25、69、76
ラベンダー ……11、17、21、22、25、27、42、44、45、66、69、72、73、74、77、78、79、81、85、89、90、92、93、94、95、104、107、108、109、112、113、116、117、120、125、126、128、130、131、132、134、136、137、138、139
ラベンダーウォーター ………15、102、128
リンデンフラワー ……………………66、134
レモン ……15、16、30、53、69、75、77、78、110、115、117、131、137、138
レモングラス …30、66、69、72、73、82、84、87、95、111、115、116、117、137
ローズ……15、16、66、89、104、113、124、135
ローズアブソリュート ………24、69、89、90、95、134
ローズウォーター ……………………15、111
ローズオットー ………24、69、74、85、93、113、126、129、139、140
ローズヒップ……66、74、96、123、124、140

参考文献

「アロマテラピー検定 公式テキスト1・2級」
　鳥居鎮夫／亀岡弘／古賀良彦 監修
　（社団法人 日本アロマ環境協会）
「アロマテラピー図鑑」
　佐々木薫 監修（主婦の友社）
「アロマテラピー図解事典」
　岩城都子 著（高橋書店）
「すべてがわかるアロマテラピー大事典」
　小泉美樹 著　三上杏平／山本竜隆 監修（永岡書店）
「アロマテラピーで気持ちいい暮らし」
　塩屋紹子 著（ナツメ社）
「アロマテラピーのための84の精油」
　ワンダ・セラー 著　（フレグランスジャーナル社）
「アロマテラピー〈芳香療法〉の理論と実際」
　ロバート・ティスランド 著
　（フレグランスジャーナル社）
「アロマテラピー用語辞典」
　鳥居鎮夫／亀岡弘／古賀良彦 監修
　（社団法人 日本アロマ環境協会）
「医師がすすめるアロマセラピー」
　川端一永 監修（マキノ出版）
「からだの地図帳」
　高橋長雄 監修・解説（講談社）
「アロマテラピーとマッサージのためのキャリアオイル事典」
　レン・プライス／シャーリー・プライス／
　イアン・スミス 著（東京堂出版）
「新・動物実験を考える」
　野上ふさ子 著（三一書房）
「精油の安全性ガイド 上・下巻」
　ロバート・ティスランド／トニー・バラシュ 著
　（フレグランスジャーナル社）
「日本のハーブ事典」
　村上志緒 編（東京堂出版）
「妊娠・出産・育児のためのアロマセラピー」
　鮫島浩二 著（池田書店）
「妊娠と出産のハーブ医学」
　アン・マッキンタイアー 著
　（フレグランスジャーナル社）
「猫から飼い主への手紙」
　日本アニマルアロマセラピー協会 編
　（プログハウス）
「ハーブティー」
　佐々木薫 監修（池田書店）
「メディカルハーブLESSON」
　林真一郎 著（主婦の友社）
「目でみるからだのメカニズム」
　堺 章 著（医学書院）

中条春野（ちゅうじょう　はるの）

イラストレーター、AEAJ認定アロマテラピーインストラクター、エコライフプランナー。イラストレーターとして活動する傍ら、とある仕事でアロマテラピーに出会い魅了され、インストラクターの資格を取得。現在ではアロマテラピーの講師としても活動中。また、オーガニック製品のセレクトショップ＆アロマ・イラスト教室「ルナローマ」を立ち上げ、自然と生き物に配慮したライフスタイルを提案している（leonore.jp）。

　　　　　装幀　石川直美（カメガイ デザイン オフィス）
　漫画・イラスト　中条春野
　　　本文デザイン　出穂英里子
　　　編集協力　ブレーンプール（小檜山範男、大友美雪）
　　　　　編集　鈴木恵美（幻冬舎）

知識ゼロからのアロマテラピー入門

2011年2月10日　第1刷発行

　著　者　中条春野
　発行人　見城　徹
　編集人　福島広司
　発行所　株式会社 幻冬舎
　　　　　〒151-0051　東京都渋谷区千駄ヶ谷4-9-7
　　　　　電話　03-5411-6211（編集）　03-5411-6222（営業）
　　　　　振替　00120-8-767643
　印刷・製本所　株式会社 光邦

検印廃止

万一、落丁乱丁のある場合は送料小社負担でお取替致します。小社宛にお送り下さい。
本書の一部あるいは全部を無断で複写複製することは、法律で認められた場合を除き、著作権の侵害となります。
定価はカバーに表示してあります。
©HARUNO CHUJO, GENTOSHA 2011
ISBN978-4-344-90208-4 C2095
Printed in Japan
幻冬舎ホームページアドレス　http://www.gentosha.co.jp/
この本に関するご意見・ご感想をメールでお寄せいただく場合は、comment@gentosha.co.jpまで。